国家卫生和计划生育委员会“十三五”规划教材配套教材
全国高等学校配套教材

供康复治疗学专业用

康复心理学
学习指导及习题集

第2版

主　编　张　伟

编　者（以姓氏笔画为序）
王晓红（山东大学第二医院）
朱志先（武汉大学人民医院）
李　丹（华北理工大学）
李　静（四川大学华西临床医学院）
李冰肖（暨南大学附属第一医院）
何　竟（四川大学华西临床医学院）
宋为群（首都医科大学宣武医院）
宋振华（中南大学湘雅医学院附属海口医院）
张　伟（佳木斯大学康复医学院）
姚贵忠（北京大学第六医院）
唐峥华（广西医科大学）
温红梅（中山大学附属第三医院）
谭立文（中南大学湘雅二医院）
潘桂花（上海市交通大学附属精神卫生中心）

学术秘书　王婷婷（成都市第四人民医院）

人民卫生出版社

图书在版编目（CIP）数据

康复心理学学习指导及习题集 / 张伟主编 . —2 版 . —北京：人民卫生出版社，2018

全国高等学校康复治疗专业第三轮规划教材配套教材

ISBN 978-7-117-26537-9

Ⅰ. ①康… Ⅱ. ①张… Ⅲ. ①康复医学 – 精神疗法 – 高等学校 – 教学参考资料 Ⅳ. ① R493

中国版本图书馆 CIP 数据核字（2018）第 083576 号

康复心理学学习指导及习题集

第 2 版

主　　编：张　伟
出版发行：人民卫生出版社（中继线 010-59780011）
地　　址：北京市朝阳区潘家园南里 19 号
邮　　编：100021
E - mail：pmph @ pmph.com
购书热线：010-59787592　010-59787584　010-65264830
印　　刷：三河市尚艺印装有限公司
经　　销：新华书店
开　　本：787 × 1092　1/16　　**印张：**5
字　　数：128 千字
版　　次：2013 年 4 月第 1 版　　2018 年 3 月第 2 版
2021 年12月第 2 版第 3 次印刷（总第 4 次印刷）
标准书号：ISBN 978-7-117-26537-9
定　　价：15.00 元

前言

根据全国高等学校本科康复治疗专业国家卫生和计划生育委员会“十三五”规划教材的编写原则和基本要求，在《康复心理学》第1版的编写基础上，按照教材要体现三个“特定”的原则进行编写。即特定的对象，是高等学校康复治疗专业本科学生；特定的要求，是培养能在康复治疗领域内从事康复治疗、教学和科研的高级专业人才；特定的限制，内容的多少是按多数院校平均教学时数的比例安排和本套系列教材每门课程学时数分配而定。注重内容的“五性”，即思想性、科学性、先进性、启发性、适用性。根据教材要重视“三基”的这一要求，在编写过程中注重突出康复心理学的基本概念、基本理论和基本技能，在总的康复治疗思想的指导下，力求体现康复心理学的特点，较全面地介绍了康复心理学的理论和方法，同时也介绍了康复心理学的新观点、新方法和新技术。

编写《康复心理学学习指导及习题集》的目的是帮助读者在系统学习康复心理学的同时，不断巩固和加深学习内容，测试对所学内容的掌握程度，检验合理选用康复心理学的方法和疏导患者不良情绪的能力，进一步更牢固地掌握重点内容，提高其独立思考、综合分析和解决实际问题的能力。

《康复心理学学习指导及习题集》（第2版）和主干教材一致，全书分为十四章。每章包括学习要点、内容要点、习题和参考答案四部分。学习要点标出需要掌握、熟悉和了解的内容；内容要点是每一章节的重点内容；习题包括选择题、名词解释和简答题三部分。

本书编写人员由编写主干教材《康复心理学》（第2版）的全体人员组成，都是长期从事康复心理学专业的临床与教学的专家、教授。虽然在编写过程中，大家不辞辛苦，尽力尽责，但由于时间仓促、工作经验和学术水平所限，本书难免存在疏漏和不足之处，诚恳希望同道、广大读者给予指正和提出有益的建议。也恳请各院校的师生在使用中发现问题，给予指正，以利于在下次修订时进一步完善。

张　伟

2017年10月

目录

第十三章　特殊儿童的心理康复

第十四章　妇女的心理康复

第一章
康复心理学概述

一、学习要点

1. **掌握** 康复心理学的概念、研究对象;研究内容和常用的研究方法。

2. **熟悉** 医学模式转变与康复心理学产生的关系,医学模式转变的三个时期;康复心理学的实施,新的医学模式在现代医学中的意义。

3. **了解** 康复心理学发展简史,康复心理学与其他学科的相关性,我国康复心理学新型心理治疗技术的运用,康复心理学的课程特点。

二、内容要点

【学习重点】

1. 康复心理学的概念、研究对象、内容以及常用的研究方法。
2. 我国康复心理学的实施;新型心理治疗技术的运用。

【学习难点】

康复心理学常用的研究方法与实施。

三、习　　题

(一) 选择题

【A 型题】

1. 关于康复心理学表述不正确的是
   A. 交叉学科　B. 边缘学科　C. 思想教育学科　D. 心理学的分支　E. 康复学的重要分支
2. 康复心理学发展的理论根据是
   A. 生物 - 心理 - 社会医学模式　B. 生物 - 社会模式　C. 生物 - 社会 - 心理模式　D. 生物医学理论模式　E. 社会医学理论模式
3. 美国心理学会成立了第 22 分会——康复心理分会的年份是
   A. 1955 年　B. 1958 年　C. 1994 年　D. 1956 年　E. 1954 年
4. 功能康复的五层次不包括

A. 良好的生活质量、社会生活能力
B. 家庭生活能力
C. 学习劳动能力
D. 日常生活能力
E. 自我价值实现的能力

5. 灾后受伤人员的心理康复干预急性期心理干预是指
A. 在灾情发生后 1 个月内针对受伤人员的心理康复干预
B. 灾后 24 小时至 1 周内
C. 灾后 1 周至 1 个月内
D. 灾后 1 个月起定期对目标人群的心身状况进行随访,评定
E. 灾后 1 周至 3 个月内

6. 关于新的医学模式在现代医学中的意义,说法**错误**的是
A. 承认心理社会因素是致病的决定因素
B. 关注与心理社会因素有关的疾病日益增多的趋势
C. 全面了解患者是诊断治疗的前提
D. 心理状态的改变常常为机体的功能改变提供早期信息
E. 良好的医患关系可以提高治疗的效果

7. 康复心理学的发展表现的表述中**不正确**的是
A. 建立社区康复系统
B. 制订康复计划
C. 研究运用现代科技成果开展心理康复
D. 新型心理治疗技术的运用
E. 专业人才培养

8. 我国康复心理学的起步阶段是
A. 20 世纪 40 年代初
B. 20 世纪 50 年代末
C. 20 世纪 40 年代末 50 年代初
D. 20 世纪 50 年代中期
E. 20 世纪 40 年代中期

9. 康复人群社会工作的主要内容**不包括**
A. 康复
B. 康复人群教育
C. 劳动就业
D. 促进康复人群的婚姻与家庭生活
E. 改善康复人群经济收入

10. 以下关于医学心理学的研究范围的说法中**错误**的是
A. 研究心理行为的生物学和社会学基础及其在健康和疾病中的意义
B. 研究心身相互作用的规律和机制
C. 研究心理行为因素在疾病发生、发展、诊断、治疗、康复及保健过程中的作用规律
D. 研究如何将心理行为科学知识和技术应用于医学其他各方面
E. 不研究各种疾病过程中的心理行为变化及干预方法

11. 以下**不属于**康复心理学研究内容的是
A. 康复心理评估
B. 研究各种心理行为治疗技术的应用
C. 开展临床咨询
D. 研究心理行为与残疾的关系
E. 研究除婴幼儿外的个体残疾的心理发展

12. 虽然所有心理治疗都有共同点即情感发泄、解释、教育和学习,但可区分为以下 4 个种类,**不正确**的是
A. 以理性情绪为主的治疗目标是协助伤病残者了解情感和行为的原因

B. 认知重建则是设法改良当事人的想法、理论和行为
C. 短期危机干预的目标在于解决特定条件下的特殊问题
D. 建立康复机构系统
E. 行为技术则包括自我调整疗法、松弛训练、生物反馈技术、运动疗法、气功疗法、瑜伽疗法等

13. 医学心理学的研究范围比较广,几乎所有医学领域都有医学心理学研究的内容。概括起来,主要有以下几方面,**除外**
A. 研究心理行为的生物学和遗传学基础及其在健康和疾病中的意义
B. 研究心身相互作用的规律和机制
C. 研究心理行为因素在疾病发生、发展、诊断、治疗、康复及保健过程中的作用规律
D. 研究各种疾病过程中的心理行为变化及干预方法
E. 研究如何将心理行为科学知识和技术应用于医学其他各方面

14. 康复医学专业教育培训计划中,加强康复心理学知识的学习和培训是非常重要和迫切的。目前需要解决的问题中**不准确**的是
A. 康复心理学教学如何传达康复心理学的基本理论、基本知识和基本技能,如何体现出其思想性、科学性、先进性、启发性、适用性
B. 在课程安排上应尽量避免交叉和重复,课时安排合理
C. 教学方法如何理论结合实际,采用多元化、系统的教学方法,使学生能够对教学内容充分理解、懂得运用
D. 康复心理学教学,需要介绍当前国际上最新的康复心理学理念
E. 应该作为必修课学习

15. 我国社会工作的功能**不包括**
A. 解决社会问题　B. 维护社会公平　C. 促进社会和谐
D. 维护世界和平　E. 推动社会进步

【X 型题】

1. 建立心理康复系统包括
A. 健全个体心理调节机制
B. 建立有关人员(同事或家属等)协助支持系统
C. 建立专家协助支持机制
D. 建立社区辅助支持系统
E. 建立心理咨询制度

2. 有关康复心理学与社会工作的说法正确的是
A. 社会工作的宗旨:助人为乐
B. 社会工作的道德准则:公正、爱心、守信、奉献
C. 社会工作的服务对象:有困难的个人、家庭、社区、群体
D. 社会工作的职责:提供专业家庭服务
E. 社会工作的范围:社会救助、社会福利服务、就业服务、心理道德辅导、基本权益维护等

3. 新型心理治疗技术的运用包括
A. 音乐治疗　B. 观察法　C. 绘画治疗
D. 调查法　E. 沙盘游戏治疗

4. 以下中国康复人群社会工作的应对策略包括
   A. 要确立康复人群社会工作的新理念，把康复人群社会工作纳入公共服务体系，建构多元中心治理机制下的新型的康复人群社会工作
   B. 要进一步完善康复人群社会工作法律地位和法律框架
   C. 要实现康复人群社会工作服务机制的创新，构建网格化的服务模式
   D. 要加强对康复人群社会工作服务专业服务机构和专业人才队伍建设
   E. 自我意识和对自己的个人情感、体验、刻板印象、偏见以及对康复患者的可能影响的深刻洞察力
5. 灾后心理工作的内容包括
   A. 对受伤人员心理状况的评估
   B. 对受伤人员建立心理危机干预档案，并按期随访服务
   C. 采用适合受伤人员的心理干预技术
   D. 对灾后受伤人员合并急重性精神障碍患者的分诊、转诊及治疗
   E. 对救治危重患者进行心理干预

（二）名词解释

1. rehabilitation psychology
2. 医学模式（medical model）
3. 生物-心理-社会医学模式

（三）简答题

1. 灾后受伤人员的心理康复干预工作如何划分急性期干预和后期干预？
2. 简述康复心理学的研究内容。
3. 中国康复人群社会工作的应对策略。

四、参考答案

（一）选择题

【A 型题】

1. C 2. A 3. D 4. E 5. A 6. A 7. B 8. C 9. E 10. E 11. E 12. D 13. A 14. E 15. D

【X 型题】

1. ABCD 2. ABCE 3. ACE 4. ABCD 5. ABCD

（二）名词解释

1. **rehabilitation psychology**：康复心理学是心理学的一个特殊领域，是针对残疾和慢性健康问题人群，研究并应用心理学知识和技能以帮助其最大程度获得健康、福利、机遇、功能和能力、社会角色参与的心理学分支。

2. **医学模式**（medical model）：是指一定时期内人们对疾病和健康总体的认识，并成为当时医学发展的指导思想，也可以说是某种哲学观在医学上的反映。

3. **生物-心理-社会医学模式**：这种模式要求生物医学以系统论为概念框架、以心身一元论为基本指导思想，既要考虑到疾病的生物学因素，也要考虑到心理因素以及环境和社会因素对疾病的影响，将所有这些因素都看作是相互联系、相互影响的。

（三）简答题

1. 灾后受伤人员的心理康复干预工作如何划分急性期干预和后期干预？

答：急性期心理干预是指在灾情发生后 1 个月内针对受伤人员的心理康复干预，第一阶段：灾后 24 小时至 1 周内；第二阶段：灾后 1 周至 1 个月内。

后期干预：灾后 1 个月起定期对目标人群的心身状况进行随访。

2. 简述康复心理学的研究内容。

答：研究内容包括：

（1）研究心理行为与病残的关系。

（2）开展临床咨询。

（3）研究各种心理行为治疗技术的应用。

（4）康复心理评估。

3. 中国康复人群社会工作的应对策略。

答：面对康复人群社会工作国际性的发展趋势，中国康复人群事业要积极发展本土化的康复人群社会工作，把本土化和国际化有机结合起来。①要确立康复人群社会工作的新理念，把康复人群社会工作纳入公共服务体系，建构多元中心治理机制下的新型的康复人群社会工作；②要进一步完善康复人群社会工作法律地位和法律框架；③要实现康复人群社会工作服务机制的创新，构建网格化的服务模式；④要加强对康复人群社会工作服务专业服务机构和专业人才队伍建设；⑤要把康复人群社会工作作为康复人群事业发展规划的重要组成部分，要制定专业化和职业化的康复人群社会工作的发展规划；⑥要构建全社会“友善”的康复人群价值观。

（李　静）

第二章 康复患者的基本心理活动及基本干预理论

一、学习要点

1. 掌握 心理实质、聚合式思维和发散式思维、意志的基本品质及培养的途径以及人格形成的影响因素。掌握人本主义理论中需要的定义及需要的五个层次。掌握康复患者的心理活动特点以及主要影响因素。掌握常用的心理康复理论。

2. 熟悉 感觉、知觉、记忆、思维、想象、人格、气质、能力、性格、需要、动机等概念。熟悉感觉现象的种类、情绪、情感的种类和人格的特征。

3. 了解 感受性与感觉阈限的含义、感觉对比在康复医学中的作用。了解想象的种类和意志行动的基本特征。了解动机冲突的3种基本形式、气质和性格的类型。

二、内容要点

【学习重点】

1. 认知过程的感觉现象、知觉的特征、记忆的基本过程、注意的品质、思维的分类。
2. 情绪、情感的种类。意志品质的培养途径。需要、动机、兴趣的概念和特征。
3. 马斯洛需要层次理论模型。
4. 气质的类型及特征。人格形成的影响因素。
5. 康复患者的心理活动需要和心理反应以及主要影响因素。
6. 常用的心理康复理论。

【学习难点】

1. 幻想与妄想的区别。
2. 情绪和情感的区别,高级社会性情感,情感的分类。
3. 意志行动的特征。
4. 好奇动机和亲和动机。
5. 患者的情绪反应 焦虑、抑郁、恐惧、愤怒。
6. 人格和应对方式对康复患者心理需要和心理反应的影响。
7. 力比多,精神分析的防御机制理论。

三、习 题

（一）选择题

【A 型题】

1. “触景生情”属于

A. 有意回忆　B. 无意回忆　C. 识记　D. 再认　E. 间接回忆

2. 温饱类情感包括

A. 酸、甜　B. 舒适感　C. 失落感　D. 友善感　E. 自爱感

3. 美国心理学家马斯洛提出“需要层次理论”，不包括

A. 生理需要　B. 尊重的需要　C. 自我的需要
D. 归属与爱的需要　E. 安全需要

4. 合理地采用劝导、启发、鼓励、同情、支持、评理、说服、消除疑虑和提供保证等交流方法，帮助患者认识问题、改善心境、提高信心，从而促进心身康复属于

A. 行为疗法　B. 认知疗法　C. 精神支持疗法
D. 咨客中心疗法　E. 情绪疗法

5. 人们以既往的知识经验为依据，力求对知觉对象作出某种解释，赋予一定的意义属于知觉的

A. 选择性　B. 统一性　C. 整体性　D. 理解性　E. 恒常性

6. 好奇动机在婴幼儿的行为上表现出来的方式有

A. 1 种　B. 2 种　C. 3 种　D. 4 种　E. 5 种

7. 美国著名生理学家坎农注意到强烈的情绪变化可以通过自主神经系统影响到下丘脑的激素分泌，并导致心血管活动的改变，从而提出了“情绪心理说”的时期是

A. 20 世纪 20 年代　B. 20 世纪 30 年代　C. 20 世纪 40 年代
D. 20 世纪 50 年代　E. 20 世纪 60 年代

8. 遗忘的规律中，下列不符合的是

A. 骨架支柱的内容不容易遗忘
B. 遗忘速度先慢后快
C. 有意义、能理解的内容不容易遗忘
D. 对有兴趣、爱好和需要的内容不易遗忘
E. 一次记忆同类的内容过多、过久时容易发生遗忘

9. 上课时，学生被突然飞进来的小鸟吸引，属于

A. 随意注意　B. 不随意注意　C. 随意后注意
D. 随意前注意　E. 注意的广度

10. 精神分析基本理论的特点是

A. 基本课题是心身问题，研究影响健康和疾病的心理与生理中介机制
B. 研究对人类进步富有意义的问题，关心人的价值和尊严
C. 研究刺激和反应
D. 认知是行为和情绪的中介，理性认识和合理评价影响人的心态和行为
E. 阐述人的精神活动，强调潜（无）意识的研究

【X型题】

1. 行为治疗的常用技术包括
   A. 肌肉放松训练　B. 系统脱敏　C. 满贯疗法
   D. 厌恶疗法　E. 角色扮演
2. 表情可分为
   A. 表达表情　B. 身段表情　C. 语调表情　D. 面部表情　E. 潜在表情
3. 下列属于不随意动作的是
   A. 打喷嚏　B. 消化　C. 吃饭　D. 循环　E. 咳嗽
4. 情绪状态包括
   A. 激情　B. 应激　C. 情感　D. 心境　E. 道德感
5. 气质的分类仍沿用古希腊医学家希波克拉底提出的名称,分为
   A. 胆汁质　B. 多血质　C. 黏液质　D. 抑郁质　E. 焦虑质
6. 选择何种心理学派理论,采用何种心理干预技术进行康复,取决于康复对象的个体特点和疾病类型,还要考虑到
   A. 文化水平　B. 性格　C. 年龄　D. 民族　E. 职业
7. 人本主义治疗的特点包括
   A. 重点放在创造一种良好的治疗关系上
   B. 追求特殊的策略和技术
   C. 访者能够在真诚、温暖、安全的氛围中自由地探索自己的内在感受
   D. 治疗师在治疗倾听中并加以评价或解释
   E. 强调个体有意识的自我知觉
8. 下列符合“反应性抑郁”的有
   A. 轻者表现为心情不佳、少言寡语、对外界事物没有兴趣
   B. 长期的抑郁也会对患者的生理状况产生影响
   C. 严重者出现自我评价低,悲观失望
   D. 男性患者、有抑郁家族史、酗酒的患者更容易出现抑郁情绪反应
   E. 癌症或者治疗不顺利的患者,最容易出现抑郁
9. 属于再造想象的包括
   A. 木模工人根据图纸想象出机械零件的形象
   B. 抬头望见蓝天白云感觉某些云朵像什么
   C. 虽没有领略北国冬日,但是通过诵读某些描写北国冬日风光的文章,脑海中形成北国风光的情景
   D. 看完《西游记》,脑海中产生一个“栩栩如生”的孙悟空形象
   E. 艺术家构思新作
10. 康复心理干预的目标是
    A. 患者及其家庭对由疾病带来的改变,更容易适应和作出调整
    B. 重新审视和构建新的人生观和价值观
    C. 患者认识到疾病带来的后果,修正病前已形成的行为处理方式
    D. 患者要学会新的情绪和认知管理技能,运用到现实的人际关系模式中
    E. 最终获得成功的适应性调整

（二）名词解释

1. 表达性艺术治疗（expressive art therapy）

2. 社交的需要

3. 识记（registration）

4. 逆行性遗忘（retrograde amnesia）

5. 发展心理学（developmental psychology）

（三）简答题

1. 获得患者角色后，在患病期间会有对医疗服务的需要，同时也会产生一些特殊的心理需要。按照马斯洛的人类需要层次理论，患者的心理需要包括几方面？

2. 根据焦虑的产生原因及表现可将其分为几种类型？

3. 康复患者的行为反应有哪些？

4. 简述防卫机制的主要种类和内容。

四、参考答案

（一）选择题

【A型题】

1. B 2. A 3. C 4. C 5. D 6. C 7. B 8. B 9. B 10. E

【X型题】

1. ABCDE 2. BCD 3. ABDE 4. ABD 5. ABCD 6. ABCDE 7. ACE 8. ABE 9. ACD 10. ABCDE

（二）名词解释

1. 表达性艺术治疗（expressive art therapy）：是以艺术为媒介来表达人们内心的思绪、感受及经验。这些媒介可能是游戏、声音、身体、故事文本、绘画、舞蹈、音乐等，所表达的内容可能是意识，也可能是潜意识的层面。

2. 社交的需要：也称爱与归属的需要，是指个人渴望得到家庭、团体、朋友、同事的认同，是对友情、信任、温暖、爱情的需要。

3. 识记（registration）：是记忆过程的开端，是对事物的认识和了解，并在头脑中形成一定印象的过程。

4. 逆行性遗忘（retrograde amnesia）：是指患者不能回忆疾病之前一段时间所发生的情况，如车祸引起的严重脑外伤患者，大多不能回忆事故是怎样发生的。

5. 发展心理学（developmental psychology）：是研究个体从受精卵开始到出生、成熟、衰老的生命全程（life-span）中，心理发生、发展的特点和规律；简言之，就是研究个体毕生心理发展的特点和规律。

（三）简答题

1. 获得患者角色后，在患病期间会有对医疗服务的需要，同时也会产生一些特殊的心理需要。按照马斯洛的人类需要层次理论，患者的心理需要包括几方面？

答：按照马斯洛的人类需要层次理论，患者的心理需要包括以下几方面：

（1）康复的需要：患者在患病后，病痛的折磨会威胁到一些基本的生理需要，因此会急切希望得到医生和护士的专业帮助，以恢复身体舒适，尽快康复成为患者的第一需要。在康复过程中，往往患者需要卧床休息，尤其住院患者的活动范围与空间也相对狭窄、固定不变，患者会感觉孤寂、无聊、度日如年。

(2) 安全的需要：疾病使患者感到生命安全受到威胁，因此患者迫切地希望可以采取一些措施来保障生命安全。病情越严重，个体的自我保护能力越低，安全的心理需要就越强烈。住院患者由于离开熟悉的家庭和工作环境，进入完全陌生的医院环境，常常会有强烈的不安感觉。在求医过程中，患者会非常关注与自己疾病相关的信息，如果患者不能获得这些信息，容易引起其焦虑、恐惧等负面情绪，影响患者的康复。另一方面，患者希望了解医院及自己主治医生的医疗技术水平，希望得到安全、可靠的治疗。如果患者了解了相关信息，其焦虑担心就会得到消除，并且会对医务人员及其处理措施产生信任感，患者就会有较强的安全感和更多康复的信心。

(3) 爱与归属的需要：由于疾病的痛苦折磨，患病后患者深切期盼周围人的理解、关爱与呵护，尤其是住院患者，一个人住在医院这个陌生和不方便的环境中，有的患者会出现被抛弃感，觉得自己被家人丢在了医院里，因此家人的照顾关爱和精神支持可以带给患者强烈的精神满足感和仍然被爱的感觉。患者希望自己被医务人员认识、重视和关爱，得到更多的照顾和更好的治疗。在医院里，住院患者还有强烈的归属动机，他们希望尽快融入新的环境，与医务人员、病友建立良好的关系，被新的人际群体接纳和认可。如果患者已经处于疾病恢复期，他们会想要了解家人的生活、工作情况，工作单位的变化情况等，期待病愈后尽快融入和回归到家庭和工作团队。

(4) 尊重的需要：每个患者都希望被自己的医护人员认识和得到应有的尊重。疾病可能导致患者自理能力部分或全部丧失，日常生活需要依靠别人，导致患者常感到自己是别人的负担，常常悲观无助，缺乏自信，此时他们的尊重的需要更加强烈和敏感。患者在转换到患者角色后即具有被尊重的权利，他们希望医护人员在制订和执行医疗护理措施时尊重他们自己的个人自主权，保护他们的隐私，尊重他们的人格。如果尊重的需要不能被满足，会使患者产生自卑感，甚至产生愤怒情绪。

(5) 自我实现的需要：患者在患病期间最难以得到满足的是对自我实现的需要。此时期的自我实现主要体现为与疾病进行斗争的这个过程，通过医务人员的治疗与患者自身的配合与努力，如果患者最终战胜了疾病，则患者的自我实现的需要会得到一部分的满足。疾病常常使患者感到力不从心，需要他人的照料，容易使患者产生挫败感和无助感。

2. 根据焦虑的产生原因及表现可将其分为几种类型？

答：根据焦虑的产生原因及表现，可将其分为3种类型：①期待性焦虑：面临即将发生但又尚未发生的重大应激时的焦虑，常见于疾病初期或不了解自己疾病性质及预后的患者；②分离性焦虑：因为儿童和老年人的依赖性较强，他们离开熟悉的环境或与亲人已经分离时容易产生；③阉割性焦虑：一些外伤或一些治疗措施，如乳腺癌根治术会破坏患者身体的完整性，同时也会威胁到患者的自我完整性，这时患者会感到阉割性焦虑。

3. 康复患者的行为反应有哪些？

答：康复患者的行为反应包括：

(1) 逃避与回避：康复患者在亲朋好友探视时会被怜悯同情，而那些身体残疾的患者在外出时更是会被陌生人另眼看待，为了摆脱由此产生的自卑和愤怒，有些康复患者往往会拒绝外出及会客，整日独自待在家中，以摆脱情绪应激，排除自我烦恼。

(2) 退化与依赖：退化是当人受到挫折时，放弃成年人的应对方式而使用幼儿时期的方式应付环境变化或满足自己的欲望。退化行为主要是为了获得别人的同情、支持和照顾，以减轻心理上的压力和痛苦。退化行为必然会伴随产生依赖心理和行为，即事事处处依靠别人关心照顾,而不是自己努力完成本应自己去做的事情。退化与依赖多见于病情危重经抢救脱险后的患者以及慢性病患者。这些患者与回避患者相反,时时处处离不开人,把自己放在弱者的位置,希望一直得到别人的怜悯。

(3) 敌对与攻击:这两者共同的心理基础是愤怒。敌对是内心有攻击的欲望但表现出来的是不友好、谩骂、憎恨或羞辱别人。攻击是在应激下个体以攻击方式作出反应,攻击对象可以是人或物,可以针对别人也可以针对自己。例如临床上某些患者表现不肯服药或拒绝接受治疗,表现自损自伤行为,包括自己拔掉引流管、输液管等。

(4) 无助与自怜:无助是一种无能为力、无所适从、听天由命、被动挨打的行为状态,通常是在经过反复应对不能奏效,对应激情境无法控制时产生,其心理基础包含了一定的抑郁成分。无助使人不能主动摆脱不利的情境,从而对个体造成伤害性影响,故必须加以引导和矫正。自怜即自己可怜自己,对自己怜悯惋惜,其心理基础包含对自身的焦虑和愤怒等成分。

(5) 求助行为:个体在面对应激源时也会采取求助,和他人建立联系以应对应激性事件。

(6) 物质滥用:某些康复患者在心理冲突时会以习惯性的饮酒、吸烟或服用某些药物的行为方式来转换自己对疾病的行为反应方式。尽管这些物质滥用对身体没有益处,但这些不良行为能使自己暂时麻痹,从而短时摆脱自我烦恼和困境。

4. 简述防卫机制的主要种类和内容。

答:防卫机制的主要种类和内容如下所列:

种类	内容
压抑	不能接受的感情、欲望、记忆等压抑封闭在潜意识中
投映	将自己对他人的感情和欲望投射到他人身上,然后想象是他人对自己的感情和欲望
替换	将他人的特点和属性等想象为自己的东西
同一化	将他人和自己等同起来
转移	将内心的矛盾、欲望、不安等自己的行为和身体症状方面转移
代替	在另一种对象或事物上补偿得到自己未满足的欲望
相反	将自己对未来的欲望和感情用相反的形式来表现
否定	对于内心的罪恶感用其他行为来加以否认
合理化	用歪曲的论点或谬论来解释问题
知识化	将内心的感情、矛盾、不安或欲求,用知识来掩饰,控制或压抑
升华	将内心的痛苦、欲求或感情等向社会所接受创造性方面去发泄(例如创作诗歌,音乐,或参加拳击等活动)
逃避	对自己的不适应不敢正视,而是逃避在空想或疾病中
退化	感情和人格向幼儿或儿童期退化
补偿	将某一方面的劣等感或挫折感转移,淡化,并想其他方面去寻求补偿(例如在围棋上输了,便想到中国象棋上去取胜)
解离	将自己的感情和行为隔离,以一种不统合的人格出现

(潘桂花)

第三章
康复中的社会人际关系及支持

一、学习要点

1. **掌握** 康复治疗师的职业行为与角色特点，残疾人社会支持网络系统与功能。
2. **熟悉** 残疾的定义与内容及职业行为的特点。
3. **了解** 文化因素在康复中的影响。

二、内容要点

【学习重点】

康复治疗师的职业行为与角色特点，残疾人社会支持网络系统与功能。

【学习难点】

残疾人社会支持网络系统与功能。

三、习　题

（一）选择题

【A 型题】

1. 康复治疗师在医学领域属于
   A. 医师　B. 护士　C. 专业技术人员
   D. 护工　E. 药剂师
2. 康复治疗师的职业内容<u>不包括</u>
   A. 康复方案的制订者　B. 康复方案的具体执行者
   C. 与患者进行沟通　D. 了解患者的病情变化及发展状况
   E. 与康复团队其他成员沟通
3. 国外康复治疗师的分工<u>不包括</u>
   A. 音乐治疗师　B. 文体治疗师　C. 临床医师
   D. 作业治疗师　E. 言语治疗师
4. 智力残疾通常是指表现出适应行为障碍，且智商低于
   A. 50　B. 60　C. 70　D. 80　E. 90
5. 对当前残疾人就业状况的描述<u>不适合</u>的是

A. 残疾人人口的在业率较低
B. 残疾人职业类型多集中在高技术领域
C. 残疾人就业满意程度低
D. 残疾人就业稳定性较差
E. 残疾人就业收入较低

6. 残疾人职业问题的相关因素不包括
A. 残疾人就业能力受损
B. 社会行业太少
C. 残疾人的心理因素
D. 残疾人就业信息系统不完善
E. 福利企业的保障功能减低

7. 社会支持作为科学的专业术语最早提出来是
A. 老年学科 B. 小儿科 C. 社会学
D. 公共关系学科 E. 精神病学科

8. 关于社会支持的理解正确的是
A. 社会支持是指亲友提供的物质支持
B. 社会支持是指亲友提供的精神支持
C. 社会支持是指社会各部分提供的物质支持和精神支持
D. 社会支持是指社会各部分提供的精神支持
E. 社会支持是指社会各部分提供的物质支持

9. 以下不属于精神支持的是
A. 文化支持 B. 交往支持 C. 制度支持 D. 环境支持 E. 信仰支持

10. 残疾人社会支持网的基础是
A. 政府 B. 残联 C. 红十字会 D. 居委会 E. 家庭

11. 关于良好的家庭支持的作用,描述不合适的是
A. 使残疾人的病情稳定
B. 使残疾人的自理能力增强
C. 使残疾人能保持正常的人际交往
D. 使政府对残疾人的帮助力度加大
E. 使残疾人能维持良好的社会功能

12. 现代先进的康复文化的要素描述不正确的是
A. 参与包容的共融精神 B. 尊重理解的平等观念
C. 残疾人的康复是残疾人自己的事 D. 独立自强的康复意识
E. 扶弱助残的关爱风尚

【X 型题】

1. 康复治疗师的专业技能包括
A. 物理治疗方面的技术能力 B. 作业治疗方面的技术能力
C. 康复护理的能力 D. 简单语言训练的能力
E. 简单心理治疗的能力

2. 康复治疗师所需的知识学科包括

A. 康复医学　B. 物理治疗学　C. 中医康复治疗学
D. 作业治疗学　E. 手术学

3. 残疾一般可以分为
A. 智力残疾　B. 肢体残疾　C. 听力残疾　D. 视力残疾　E. 精神残疾

4. 残疾人职业问题的影响因素包括
A. 残疾人受教育水平普遍偏低　B. 残疾人普遍不愿意工作
C. 残疾人对工作普遍挑剔　D. 残疾人就业信息系统尚不完善
E. 福利企业遇到困境

5. 物质支持包括
A. 经济支持　B. 环境支持　C. 文化支持　D. 科技支持　E. 交往支持

6. 社会支持的功能包括
A. 社会整合功能　B. 社会导进功能　C. 社会进化功能
D. 个人社会化功能　E. 心理保障功能

7. 残疾人的社会支持网包括
A. 家庭　B. 亲友　C. 政府　D. 妇联　E. 残联

8. 有效的家庭干预能够
A. 改变家属对患者的认识、理解、期望和态度
B. 家属较高水平地为患者创造较佳的康复环境
C. 提高家属对患者的照料能力
D. 增加患者与家属之间的情感交流
E. 有利于改善患者的社会功能

9. 目前我国吸纳残疾人就业的法定主要渠道是
A. 福利企业　B. 自主创业　C. 按比例就业　D. 民间机构　E. 个人企业

10. 无障碍环境建设包括
A. 就业去障碍　B. 教育去障碍
C. 个人和家庭生活去障碍　D. 社会交往去障碍
E. 政治与社会参与去障碍

11. 现代的康复文化包含的要素有
A. 参与包容的共融精神　B. 尊重理解的平等观念
C. 扶弱助人的关爱风尚　D. 独立自强的康复意识
E. 必须帮助患者就业

（二）名词解释

1. 康复治疗师
2. 残疾
3. 精神残疾
4. 社会支持网
5. 精神支持
6. 康复文化

（三）简答题

1. 简述康复治疗师的主要任务。

2. 简述康复治疗师的职业特点。

3. 简述目前康复患者的就业状况。

4. 简述残疾人职业问题的相关因素。

5. 简述社会支持的手段。

6. 简述社会支持的功能。

7. 简述我国目前康复患者社会支持网的结构。

8. 不同的康复文化如何影响康复患者的结局?

四、参考答案

(一)选择题

【A型题】

1. C 2. A 3. C 4. C 5. B 6. B 7. E 8. C 9. D 10. E 11. D 12. C

【X型题】

1. ABDE 2. ABCD 3. ABCDE 4. ADE 5. ABD 6. ABDE 7. ABDE 8. ABCDE 9. AC 10. ABCDE 11. ABCD

(二)名词解释

1. **康复治疗师**:是在康复医疗机构工作、为患者进行康复治疗的专业技术人员。康复治疗师的主要职责是在综合的康复治疗中,为患者进行物理治疗和作业治疗,促进其康复。

2. **残疾**:是由于疾病、意外伤害等各种原因所致人体解剖结构、生理功能的异常和(或)丧失,从而导致部分或全部丧失正常人的生活、工作和学习的能力,无法担负其日常生活和社会职能。

3. **精神残疾**:是指患者患精神病的病情持续1年以上未愈,从而影响其社交能力和在家庭、社会应尽职能上出现不同程度的紊乱和障碍。

4. **社会支持网**:社会支持网是社会网络的一种形式,是指个人能从中获取各种资源支持的社会网络,行动者从网络成员那里获取个体自身并不拥有的资源,来解决日常生活中的困难并度过危机,维持日常生活正常运行。

5. **精神支持**:是指社会支持系统中那些非物质的、比较抽象的、不易具体化的方面,主要包括:文化支持、交往支持、制度支持、信仰支持。

6. **康复文化**:是指与残疾人康复事业有关的理念、观点、意识、精神、风尚、态度,以至道德规范和行为。

(三)简答题

1. 简述康复治疗师的主要任务。

答:康复治疗师的主要任务为使用身体运动和各种物理因子(电、光、热、冷、水、磁、力等)作为治疗手段,进行神经肌肉和骨关节运动功能的评估与治疗训练以及减轻疼痛;又用日常生活活动训练、手工艺治疗、认知训练等作业治疗手段对患者进行细致功能、认知功能、家居及社会生活能力等的评估和治疗训练,促进身心康复,改善生活质量,重返社会。

2. 简述康复治疗师的职业特点。

答:康复治疗师是康复方案的具体执行者,与患者接触时间长,能够多方面交流,对患者了解较翔实。这些条件使得康复治疗师能够担当起团队成员之间的桥梁和纽带。在工作中,康复治疗师还需要同团队成员间甚至临床科室之间直接进行沟通，以便能够全面了解患者病情，熟悉治疗方案，还要把患者的病情变化及发展状况及时反馈给团队成员，与康复团队成员一起制订与调整康复计划，并及时对患者出现的新情况作出反应，使患者的康复治疗能达到最好的疗效。

3. 简述目前康复患者的就业状况。

答：目前康复患者的就业状况：①康复患者人口的在业率较低；②职业类型多集中在低收入、低技术水平领域；③康复患者就业满意程度低，就业稳定性较差；④康复患者就业抗拒心理严重。

4. 简述残疾人职业问题的相关因素。

答：残疾人职业问题的相关因素包括：

(1) 残疾人的就业能力：①残疾人受教育水平普遍偏低；②残疾人康复事业存在困境。

(2) 残疾人的就业心态：残疾人一般比较敏感、多疑、脆弱、自卑，不善于与人交往和沟通，多具有孤独的心理特征，深刻的抱怨与感恩心理共存，有些残疾人情绪不稳定，甚至会排斥与健全人的交流。

(3) 福利企业及残疾人就业支持政策的正常执行存在困境。

(4) 残疾人就业环境方面存在困难：①残疾人就业信息系统尚不完善；②无障碍环境建设尚不完全。

5. 简述社会支持的手段。

答：社会支持手段是社会支持的主要部分，也是社会支持的具体表现方式。一般来说，社会支持主要包括物质支持和精神支持两方面。物质支持是指实现社会生存和发展所需要的基本客观条件。主要包括以下方面：①经济支持；②环境支持；③科技支持。精神支持是指社会支持系统中那些非物质的、比较抽象的、不易具体化的方面，主要包括：①文化支持；②交往支持；③制度支持；④信仰支持。

6. 简述社会支持的功能。

答：社会支持无论是对社会稳定和发展，还是对个人全面发展，都具有积极的功能。总体来看，社会支持功能主要包括社会整合功能、社会导进功能、个人社会化功能和心理保障功能。

7. 简述我国目前康复患者社会支持网的结构。

答：社会支持网的结构即社会支持的来源，是指个体所具有的社会网络的构成和在这个网络中有可能为个体提供帮助的其他个人、群体或社会组织的可获得性。目前，我国关于残疾人的社会支持体系基本形成。这一体系是一个以家庭支持为基础，以政府支持为保障，以非政府组织与社会个人支持为补充的基本社会支持网络。其中，家庭支持是残疾人生存与发展的根本力量源泉，是我国残疾人社会支持的第一道防线；政府则通过一系列政策与措施，保护残疾人的康复与预防，保障残疾人的基本生活与社会参与，是残疾人社会支持的第二道防线；非政府组织与社会个人，则给予残疾人大量物质上的帮助以及精神上的支持，帮助他们更好地融入社会，是残疾人社会支持的第三道防线。这三道防线各有侧重，互为补充。

8. 不同的康复文化如何影响康复患者的结局？

答：不同的社会文化背景对康复患者的态度有所区别，社会对康复患者的看法、态度以及他们能够获得的帮助反映了社会的文明程度。积极、包容的康复文化通过增强康复患者的康复信心，推动和保障康复患者的权利，提供不同类别的康复场所，增加康复患者多种途径的回归社会而促进个体康复。而对康复患者的歧视、不公正待遇,甚至虐待、遗弃等消极态度会使康复患者自尊心下降,觉得自己处于孤独无助状态,直接影响康复效果并易导致情绪障碍的发生;康复设施和康复途径的不便利会加重康复患者缺乏保障和安全的感受,使其不愿意与外界事物接触,进一步加重功能丧失,形成恶性循环。

(谭立文)

第四章
常用临床心理评估

一、学 习 要 点

1. **掌握** 临床心理评估的概念、目的和方法；心理测验的定义；标准化心理测验的基本条件；心理测验的原则；功能状态评估的概念与内容；生活质量的概念与内容。

2. **熟悉** 神经心理评估的方法；生活质量评定量表；常用人格测量量表；常用病理心理评估量表。

3. **了解** 结构性脑影像技术和功能性脑影像技术的方法。

二、内 容 要 点

【学习重点】

1. 临床心理评估的概念、目的和方法。
2. 心理测验的定义及标准化心理测验的基本条件。
3. 功能状态评估的概念与内容。
4. 生活质量的概念与内容。

【学习难点】

1. 神经心理评估的方法。
2. 结构性脑影像技术和功能性脑影像技术。

三、习 题

（一）选择题

【A 型题】

1. 心理测量的误差主要来源有
   A. 施测条件　B. 主试者因素　C. 应试者动机
   D. 应试者生理状态　E. 以上都是
2. 在标准化心理测验中是否测量了所要测量的东西的技术指标称为
   A. 信度　B. 效度　C. 精确度　D. 灵敏度　E. 标准度
3. 一个心理测验或量表的可靠程度称为
   A. 效度　B. 灵敏度　C. 信度　D. 精确度　E. 标准度

4. 效度反映心理测量结果的

A. 一致性　B. 可靠性　C. 真实性　D. 代表性　E. 客观性

5. 智商同为 85,其一是山区农民,结合他受教育程度和所处环境,考虑其智力基本正常;其二是某大学教授,结合其他表现,考虑有大脑退行性改变的可能,这是遵循心理测验的

A. 标准化原则　B. 保密性原则　C. 客观性原则

D. 统一性原则　E. 以上都不是

6. 一位心理学专家为了对一 3 岁幼儿作心理评估,去孩子所在的幼儿园观看该幼儿在游戏中的表现,这种心理评估的方法是

A. 现状调查法　B. 自由式会谈法　C. 控制观察法

D. 自然观察法　E. 心理测验法

7. Lawton IADL 量表评定结果完全正常的标准是总分

A. ≤ 16　B. 25　C. 64　D. ≥ 35　E. 40

8. 世界卫生组织生活质量量表简表共涉及的问题个数为

A. 4　B. 10　C. 26　D. 24　E. 2

9. 世界卫生组织生活质量量表简表评定时间为

A. 1 周内　B. 2 周内　C. 3 周内　D. 4 周内　E. 5 周内

10. Wisconsin 卡片分类测验所测查的是

A. 记忆能力　B. 工作能力　C. 空间能力

D. 抽象思维能力　E. 解决问题能力

11. 测查被试者注意力的灵活性、选择性的神经心理学测验是

A. Bender-Gestalt 测验　B. Wisconsin 卡片分类测验

C. Benton 视觉保持测验　D. 快速神经学甄别测验

E. Stroop 测验

12. MMPI 量表的临床分量表个数为

A. 4　B. 6　C. 10　D. 15　E. 20

13. 洛夏测验的人格测验类型是

A. 描述性　B. 计量性　C. 问卷性　D. 投射性　E. 结构性

14. 艾森克人格问卷的分量表中,代表情绪稳定性特征的是

A. E　B. N　C. P　D. L　E. 以上都不是

15. 卡特尔人格因素问卷,将人格因素分为

A. 18 个　B. 16 个　C. 14 个　D. 12 个　E. 8 个

16. 以下是 SCL-90 部分症状维度,但其中有一项<u>不包括</u>在症状维度之内的是

A. 躯体化　B. 强迫观念和行为　C. 失眠

D. 抑郁　E. 精神质

【X 型题】

1. 心理评估的方法包括

A. 观察法　B. 会谈法　C. 调查法

D. 心理测验法　E. 临床评定量表

2. 心理评估的一般过程是

A. 确定评估目的　B. 明确评估问题与方法　C. 了解特殊问题

D. 结果描述与报告 E. 以上都不是

3. 标准化心理测验的基本条件包括
   A. 施测条件 B. 主试者因素 C. 受试者应试动机
   D. 受试者测验焦虑 E. 受试者生理状态
4. 心理测验的基本原则为
   A. 标准化原则 B. 保密原则 C. 客观性原则
   D. 统一性原则 E. 以上都不是
5. 心理测验根据功能分为
   A. 智力测验 B. 人格测验 C. 神经心理学测验
   D. 评定量表 E. 投射法测验
6. 功能状态的评估包括
   A. 基本日常生活能力 B. 工具性日常生活能力
   C. 高级日常生活能力 D. 躯体生活自理能力
   E. 以上都不是
7. Katz 日常生活能力包括
   A. 进食 B. 更衣 C. 沐浴
   D. 移动 E. 如厕和控制大小便
8. 据 Barthel 指数计分，将日常生活能力分成
   A. >80 分为优 B. >60 分为良 C. 60~41 分为中
   D. ≤ 40 分为差 E. ≤ 10 分为最差
9. 高级日常生活能力包括
   A. 主动参加社交 B. 娱乐活动 C. 职业
   D. 洗衣 E. 购物
10. 目前最常用的生活质量通用量表包括
    A. 简明健康调查量表
    B. 一般健康量表
    C. 诺丁汉健康问卷
    D. 世界卫生组织生活质量量表
    E. 欧洲癌症研究与治疗组织的生活质量量表
11. 神经心理筛选测验包括
    A. Bender-Gestalt 测验 B. Wisconsin 卡片分类测验
    C. Benton 视觉保持测验 D. 快速神经学甄别测验
    E. Stroop 测验
12. 功能性脑影像技术包括
    A. SPECT B. CT C. fMRI D. MRI E. PET
13. 下列为病理心理评估的是
    A. SCL-90 B. EPQ C. SDS D. SAS E. HAMD
14. 下列属于 MMPI 的效度量表的是
    A. Q 量表 B. 掩饰量表 C. 抑郁量表 D. 效度量表 E. 校正分

（二）名词解释

1. 心理评估
2. 心理测验
3. 效度
4. 常模
5. 会谈法
6. 日常生活能力

（三）简答题

1. 简述康复心理评估的目的。
2. 简述康复心理评估的方法。
3. 简述心理测验类型。
4. 简述功能状态评估的内容。
5. 简述生活质量的概念及内容。
6. 简述神经心理评估的内容。

四、参考答案

（一）选择题

【A 型题】

1. E 2. B 3. C 4. C 5. C 6. D 7. A 8. C 9. B 10. D 11. E 12. C 13. D 14. A 15. B 16. E

【X 型题】

1. ABCDE 2. ABCD 3. ABCDE 4. ABC 5. ABCD 6. ABC 7. ABCDE 8. BCD 9. ABC 10. ABCD 11. ABCDE 12. ACE 13. ACDE 14. ABDE

（二）名词解释

1. 心理评估:在康复治疗过程中,依据心理学的理论与方法测试和评定残疾者或患者的心理活动情况和心理特征,亦称康复心理测验。

2. 心理测验:心理测量是依据一定法则,用数量化手段对心理现象或行为加以确定和测定。心理测验是一种心理测量的工具,心理测量主要采用量表的形式进行。

3. 效度:指一个测量工具能够测量出其所要测东西的真实程度。它反映工具的有效性、正确性。

4. 常模:是指某种测验在某种人群中测查结果的标准量数,即可比较的标准。有了常模,一个人的测验成绩才能通过比较而得出是优是劣,是正常还是异常。

5. 会谈法:其基本形式是主试者与被评估者面对面的语言交流。会谈的形式包括自由式会谈和结构式会谈两种。会谈中评估者要耐心地倾听被评估者的表述,抓住问题的每个细节,还要注意搜集被评估者的情绪状态、行为举止、思维表达、逻辑性等方面的情况,综合进行分析和判断,为评估提供依据。

6. 日常生活能力:是指人们为独立生活而每天必须反复进行的、最基本的、具有共同性的身体动作群,即进行衣、食、住、行、个人卫生等的基本动作和技巧。

（三）简答题

1. 简述康复心理评估的目的。

答：临床心理评估的目的是：①了解康复者的心理、行为和智力是否正常，如有异常，则评定其异常的范围、性质和程度，以评估实施康复的可能性和预后，为制订心理康复计划提供依据；②了解康复者的智力，判断其掌握康复训练和个人适应的潜能，以便正确地制订康复治疗目标；③了解在康复治疗过程中的心理活动，心理状态和人格特征上的反应，以利于及时调整康复程序，争取良好的康复效果；④研究残疾者的心理变化规律等。

2. 简述康复心理评估的方法。

答：可分为观察法、会谈法、调查法和心理测验法。

观察法是通过对被评估者的行为表现直接或间接（通过摄录像设备等）的观察或观测而进行心理评估的一种方法。观察法可分为自然情境中的观察和特定情境下的观察两类。

会谈法的基本形式是主试者与被评估者面对面的语言交流。会谈的形式包括自由式会谈和结构式会谈两种。前者的谈话是开放式的，气氛比较轻松，被评估者较少受到约束，使他们有更多的机会表述自己的想法。结构式会谈是根据评估目的预先设计一定的结构和程序，谈话内容有所限定，效率相对较高。

调查法是指当有些资料不可能从当事人那里获得时，就要从相关的人或材料那里得到。因此，调查是一种间接、迂回的方式。根据调查的取向可分为历史调查和现状调查两类。历史调查主要是了解被评估者过去的一些情况；现状调查主要围绕与当前问题有关的内容进行，如在现实生活中的表现如何，适应能力的水平等，以与当事人关系密切的人为调查重点。

心理测量是依据一定法则，用数量化手段对心理现象或行为加以确定和测定。心理测验是一种心理测量的工具，心理测量主要采用量表的形式进行。量表是由一些经过精心选择的，一般能较正确而可靠地反映人的某些心理特点的问题或操作任务所组成。

3. 简述心理测验类型。

答：心理测验根据其功能、测量方法以及测验材料的性质等可以有不同的分类。①根据功能可分智力测验、人格测验、神经心理学测验和评定量表。②根据测验方法可分为问卷法测验、作业法测验和投射法测验。

4. 简述功能状态评估的内容。

答：功能状态的评估包括以下三个层次。

（1）日常生活能力：如衣（穿脱衣、鞋、帽，修饰打扮）、食（进餐）、行（行走、变换体位、上下楼）、个人卫生（洗漱、沐浴、如厕、控制大小便）。这一层次的功能反映患者最基本的自我照顾能力。

（2）工具性日常生活能力：包括购物、家庭清洁和整理、使用电话、付账单、做饭、洗衣、旅游等，这一层次的功能提示患者是否能独立生活并具备良好的日常生活功能。

（3）高级日常生活能力：反映患者的智能能动性和社会角色功能，包括主动参加社交、娱乐活动、职业等。

5. 简述生活质量的概念及内容。

答：生活质量是个体在社会生活和日常生活中功能能力和主观感觉的表现，是对由个人或群体所感受到的躯体、心理、社会各方面良好适应状态的一种综合测量。它是一个主观的、多维的、动态的概念。世界卫生组织将生活质量定义为不同文化和价值体系中的个体对他们的生存目标、期望、标准以及所关心的事情相关的生存状况的感受。生活质量至少包括4方面。

①身体健康状况:自身各种生理功能活动有无限制,休息和睡眠是否正常,肢体残疾缺陷情况等;②心理健康状况:自身智力水平及各种心理活动、情绪变化、紧张刺激等;③社会健康状况:个人的社会交往和社会活动情况,④精神健康状况:对自己生活价值的认识,精神文化生活和宗教信仰等。

6. 简述神经心理评估的内容。

答:神经心理评估是神经心理学研究的重要方法之一,用于人类脑功能的评估,包括感知觉、运动、言语、注意、记忆、思维等。在复康医学中,对颅脑损伤、脑瘫、偏瘫及一切引起脑损伤的疾病,可用神经心理学的方法了解脑损害的情况及残存的功能,以便制订康复计划,也可作为康复追踪的科学指标。神经心理评估有单项测验和成套测验两种。前者只有一种项目形式,测量一种神经心理功能,常用于神经心理筛选,如 Wisconsin 卡片分类测验;而后者有多种项目形式,能较全面地测量神经心理功能,如 H-R 成套神经心理测验。

(朱志先)

第五章
康复心理干预方法

一、学习要点

1. **掌握** 康复心理学在临床运用中的干预方法；伤病后患者的常见心理问题及干预。
2. **熟悉** 创伤后物质依赖的评估及有效的干预方法；家庭照料者的常见健康问题及干预。
3. **了解** 认知及行为辅助技术的应用。

二、内容要点

【学习重点】

1. 康复心理学在临床运用中的干预方法。
2. 伤病后患者的常见心理问题及干预。

【学习难点】

创伤后物质依赖的评估及有效的干预方法。

三、习　　题

（一）选择题

【A 型题】

（1~3 题共用选项）

A. 支持性心理治疗
B. 合理情绪治疗
C. 人本主义疗法
D. 行为治疗
E. 精神分析治疗

1. 强调治疗的目标不仅限于消除症状，还在于重建人格的心理治疗是
2. 通过认清思想中的不合理信念，建立合乎逻辑、理性的观念，以减少不良情绪反应和行为的心理治疗是
3. 主要以巴甫洛夫的经典条件反射、斯金纳的操作条件反射作用原理和班杜拉的社会学习理论为基础的心理治疗是

4. 将靶行为(或症状)同某种惩罚性的刺激结合起来,通过厌恶性条件作用,从而戒除或减少靶行为出现的心理治疗技术是
A. 系统脱敏法 B. 满灌疗法 C. 厌恶疗法
D. 代币法 E. 松弛反应训练
5. 以躯体动作为核心成分,将治疗聚焦在治疗关系中的动作行为(表达性、沟通性和适应性行为)上的干预方法是
A. 音乐治疗 B. 绘画治疗 C. 舞蹈治疗 D. 心理教育 E. 个案管理

(6~8 题共用选项)
A. 简短干预
B. 应对和社交技巧的训练
C. 社区强化方法
D. 心理咨询
E. 动机访谈
6. 采用开放式问题的使用、倾听、肯定、总结和诱发患者改变的谈话技术是
7. 患者有酒精使用障碍但拒绝求助的患者适合采用
8. 脑损伤患者和有严重的酒精依赖个体适合采用

9. 患者最常见、最重要的心理变化是
A. 人格变化 B. 意志变化 C. 情绪变化
D. 认知功能变化 E. 性格变化
10. 最适宜采用认知行为治疗的是
A. 精神分裂症 B. 抑郁障碍 C. 适应障碍
D. 神经症 E. 人格障碍
11. 对于因否认疾病而缺乏治疗认识的患者最适合的干预方法是
A. 药物治疗
B. 团队及家庭合作共同治疗
C. 心理健康教育
D. 与患者探讨帮助其发现疾病
E. 自然观察法
12. 在面对因伤病而产生悲伤情绪的患者最适合的干预方法是
A. 精神分析治疗 B. 药物治疗 C. 心理教育
D. 支持性心理治疗 E. 行为治疗

【X 型题】
1. 家庭成员与社会对患者的态度、患者自身情绪,属于影响康复的
A. 生物因素 B. 心理因素 C. 社会因素
D. 环境因素 E. 物理因素
2. 音乐治疗在儿童教育领域的治疗作用包括
A. 促进知觉 B. 增进记忆力 C. 启迪智慧
D. 重复学习 E. 多感官刺激

3. 以下适用于厌恶疗法进行干预的是
   A. 酒精中毒 B. 性变态行为 C. 药物依赖
   D. 自杀行为 E. 自伤行为
4. 针对拒绝治疗的患者,康复心理工作者可采取的干预措施为
   A. 正常化患者的心理需求 B. 心理教育
   C. 强制性治疗 D. 鼓励参与集体活动
   E. 与患者讨论改善症状的方法
5. 认知及行为的辅助技术(ATCB)的设计一般会考虑
   A. 是否容易获取所需信息或是否易于操作
   B. 个体使用科技的能力
   C. 个体是否接受通过这个方法来解决他们的问题
   D. 随时间和场所的改变进行改良
   E. 科技
6. 认知及行为的辅助技术(ATCB)在使用时需注意的问题包括
   A. ATCB 具有限制性
   B. ATCB 缺乏科学循证依据
   C. ATCB 属于高科技产品,造价昂贵
   D. 如缺乏使用上的长期支持将影响产品技术的使用率
   E. 新兴技术在 ATCB 中的应用
7. 家庭照料者常见健康问题包括
   A. 幸福感下降 B. 职业生涯受影响 C. 社交孤立
   D. 抑郁、焦虑 E. 躯体疾病
8. 心理教育是一种有科学循证的干预方法,其优点包括
   A. 改善症状 B. 降低住院率
   C. 降低复发率和复发的严重程度 D. 改善生活质量
   E. 提升社区共融

(二)名词解释

1. 音乐治疗(music therapy)
2. 认知行为治疗(cognitive-behavioral therapy,CBT)
3. 简短治疗(brief interventions)
4. 认知及行为的辅助技术(ATCB)
5. 社区强化方法(community reinforcement approach,CRA)
6. 动机增强治疗(motivational enhancement therapy,MET)

(三)简答题

1. 简述音乐治疗的临床功能。
2. 根据酒精依赖者的内在动机,其康复过程划分为几个阶段?
3. 简述治疗师帮助物质使用障碍患者处理负面情绪的干预策略。
4. 简述临床常见抑郁情绪患者的心理干预策略。
5. 简述 ATCB 应用程序的设计策略。
6. 对家庭照料者常见的干预方法是什么?

四、参考答案

(一) 选择题

【A 型题】

1. E 2. B 3. D 4. C 5. C 6. E 7. C 8. B 9. C 10. B 11. B 12. D

【X 型题】

1. BC 2. ABCDE 3. ABCE 4. ABDE 5. ABCD 6. ABCDE 7. ABCDE 8. ABCDE

(二) 名词解释

1. **音乐治疗**(music therapy):音乐治疗师利用音乐体验的各种形式,以及在治疗过程中发展起来的,作为治疗动力的治疗关系,帮助被治疗者达到健康的目的。

2. **认知行为治疗**(cognitive-behavioral therapy,CBT):通过改变思维或信念和行为的方法来改变不良认知,达到消除不良情绪和行为的短程心理治疗方法。

3. **简短治疗**(brief interventions):是一些心理治疗方法的统称,包括回馈(feedback)、责任(responsibility)、建议(advice)、选择菜单(menu of options)、empathy(共情)、自我效能(self-efficacy),可缩写为 FRAMES。

4. **认知及行为的辅助技术**(ATCB):以科技为导向,应用计算机设备和系统,通过无线网络与个体在家庭和社区中动态交互及监测个体行为,促进个体在功能活动中表现的干预技术。

5. **社区强化方法**(community reinforcement approach,CRA):基于行为干预的方法,强调以患者的环境如家庭、配偶、朋友、工作、余下活动等作为自然的强化物来改变饮酒的行为。

6. **动机增强治疗**(motivational enhancement therapy,MET):是以患者为中心的直接干预方法,主要针对那些不愿意改变自己,或者对于是否改变犹豫不决,处于矛盾状态的患者,通过提高患者的动机来促进其行为改变。

(三) 简答题

1. 简述音乐治疗的临床功能。

答:①生理作用:直接刺激身体感官;声音的构成、动作或轻重缓急等物理性质会引起身体变化,具有放松或紧张的功能;②心理作用:音乐是情感的语言,可淡化或深化情感,具传导气氛、诱发情感、镇静、净化等功能;③社会功能:作为团体中信息传递媒介,形成团体意识,促进观察学习及自我表现;增进交流、适应社会、促进社会融合。

2. 根据酒精依赖者的内在动机,其康复过程划分为几个阶段?

答:划分为 6 个阶段。

改变阶段	特点
前注意阶段	未意识到问题,不愿发生改变
注意阶段	意识到问题,考虑改变的可能性
准备阶段	准备采取行动,但对于改变处于矛盾中
行动阶段	积极采取行动,对问题认识更加深刻
巩固阶段	继续积极地改变,努力防止复发
终止阶段	之前的问题不再出现,并具备处理相关问题的技巧和信心

3. 简述治疗师帮助物质使用障碍患者处理负面情绪的干预策略。

答:①帮助患者处理具体的不良的情绪;②帮助患者寻找特定的情绪;③检查和纠正患者错误的信念和认知;④鼓励患者直接表达自己的情绪;⑤指导患者改善日常生活结构;⑥鼓励患者阅读与情绪有关的推荐用书或康复指南;⑦指导患者进行冥想或祈祷等“内省”的活动;⑧与患者讨论正面情绪;⑨配合使用药物治疗。

4. 简述临床常见抑郁情绪患者的心理干预策略。

答:认知行为治疗对抑郁有明显的治疗效果,有些患者的抑郁来自错误的或不合理的观念,治疗师可针对患者不合理的观念给予纠正,从而改善适应不良的行为。如果患者出现自杀企图或者需要药物辅助治疗应及时转介,当出现自残或者自伤的情况,也应按照危机进行处理。

5. 简述 ATCB 应用程序的设计策略。

答:ATCB 应用程序的设计需要考虑:①获得性:即是否容易获取所需信息或是否易于操作;②个体必备的使用能力;③是否符合个体的使用特征或是否能完成目标活动;④支持长期使用资源:是否可随时间和场所的改变进行改良。

6. 对家庭照料者常见的干预方法是什么?

答:①心理教育;②心理治疗;③支持性干预;④被照料者训练;⑤成年人日间托管;⑥多元干预。

(李　丹)

第六章

应激相关障碍的心理康复

一、学习要点

1. **掌握** 应激相关障碍的基本概念和常用的康复方法。
2. **熟悉** 应激相关障碍的临床表现和特征。
3. **了解** 国内外应激的病因、发病机制和科研结果。

二、内容要点

【学习重点】

1. 应激相关障碍的基本概念和常用的康复方法。
2. 应激相关障碍的临床表现和特征。

【学习难点】

应激的病因、发病机制。

三、习 题

（一）选择题

【A 型题】

1. 创伤后应激障碍的临床表现为一系列在遭受重大心理打击后特有的表现，**除外**
   A. 创伤性体验的反复出现　B. 持续的回避
   C. 持续的警觉性增高　D. 对创伤性经历的选择性遗忘
   E. 意识障碍
2. 塞里所称的“全身适应综合征”**除外**
   A. 肾上腺增大　B. 肾上腺素分泌的阶段性升高
   C. 胸腺、脾和淋巴结缩小　D. 胃肠道溃疡
   E. 呼吸减慢
3. 急性应激障碍的临床表现**不包括**
   A. 意识障碍　B. 沉默寡言　C. 言语紊乱　D. 持续回避　E. 情感迟钝
4. 急性应激障碍的治疗药物**不包括**
   A. 氟哌啶醇　B. 奥氮平　C. 黛力新　D. 哌替啶　E. 百忧解

5. 患者表现为易激惹、注意力不集中、入睡困难,属于
A. 急性应激障碍 B. 创伤后应激障碍 C. 适应障碍
D. 躯体功能障碍 E. 精神障碍

【X型题】

1. 对适应障碍的患者可采取的心理治疗措施包括
A. 消除应激源 B. 增强应对能力
C. 建立相应的支持系统 D. 强迫住院治疗
E. 精神动力学治疗

2. 创伤后应激障碍的心理治疗方法包括
A. 放松训练 B. 系统脱敏疗法 C. 心情日记
D. 心理动力学治疗 E. 自动思维监测

3. PTSD治疗可选择的药物包括
A. 帕罗西丁 B. 舍曲林 C. 氟西汀 D. 胞磷胆碱 E. 阿普唑仑

4. 适应障碍的表现包括
A. 情绪低落 B. 食欲减退 C. 不愿与人交往
D. 自责自罪 E. 攻击行为

5. 精神运动性抑制的表现包括
A. 沉默寡言 B. 不吃不喝 C. 言语紊乱 D. 木僵状态 E. 反应迟钝

（二）名词解释

1. 适应障碍
2. 创伤后应激障碍
3. 共病

（三）简答题

1. 创伤后应激障碍的心理康复方法有哪些?
2. 什么叫躯体功能障碍?
3. 急性应激障碍的临床表现有哪些?

四、参考答案

（一）选择题

【A型题】

1. E 2. E 3. D 4. D 5. B

【X型题】

1. ABCE 2. ABCD 3. ABCE 4. ABCD 5. ABDE

（二）名词解释

1. 适应障碍:在生活环境改变或重大应激性生活事件的影响下,出现的反应性情绪障碍同时伴有适应不良的行为或生理功能障碍,影响患者正常的社会功能。

2. 创伤后应激障碍:指个体在遭受异乎寻常的重大应激后延迟性出现并持续性存在的精神障碍。

3. 共病:为同一患者患有所研究的索引疾病之外的其他任何已经存在或发生在索引疾病

过程中的疾病。在医学领域,“共病”一词可以指同时或者独立存在于另一种疾病的疾患,也可以指一种相关的疾患。

(三)简答题

1. 创伤后应激障碍的心理康复方法有哪些?

答:创伤后应激障碍的心理康复方法有:①通过尊重、倾听、积极关注;②放松训练——呼吸放松和冥想技术;③心情日记;④其他形式的心理治疗。

2. 什么叫躯体功能障碍?

答:躯体功能障碍是指身体生理结构正常,经检查亦排除器质性因素,却出现各种不适反应从而不能适应正常的日常生活和工作的表现。

3. 急性应激障碍的临床表现有哪些?

答:患者可表现为以下 3 种症状:

(1)意识障碍:遭受重大应激事件时,表情茫然,表现为不同程度的意识障碍。

(2)精神运动性抑制:表现为沉默寡语,有时类似木僵或亚木僵状态。

(3)精神运动性兴奋:表现为伴有强烈情感体验的不协调性精神运动性兴奋,言行紊乱,无目的性等。

(王晓红)

第七章
常见心身疾病的心理康复

一、学习要点

1. **掌握** 心身疾病的概念及特点;常见心身疾病的心理康复方法。
2. **了解** 心身疾病相关的危险因素及发病机制,心身疾病的分类、预防和康复方法。

二、内容要点

【学习重点】

1. 常见心身疾病的心理康复方法。
2. 心身疾病的特点及危险因素。

【学习难点】

心身疾病发病机制及鉴别诊断。

三、习　　题

(一) 选择题

【A 型题】

1. 心身疾病是
   A. 心理社会因素在病因上起主导作用的躯体疾病
   B. 由心理社会因素引起的精神疾病
   C. 由心理社会因素引起的器官系统的功能性改变或器质性改变
   D. 由心理社会因素引起的神经症
   E. 由心理社会因素引起的生理反应
2. 下列疾病中,不属于心身疾病的是
   A. 十二指肠溃疡　　B. 抑郁症　　C. 癌症
   D. 糖尿病　　E. 支气管哮喘
3. 一旦被确诊为恶性肿瘤,患者心理反应会顺次出现以下 4 期
   A. 否认 - 怀疑期　接受 - 适应期　愤怒 - 沮丧期　休克 - 恐惧期
   B. 愤怒 - 沮丧期　休克 - 恐怖期　接受 - 适应期　否认 - 怀疑期
   C. 休克 - 恐怖期　否认 - 怀疑期　愤怒 - 沮丧期　接受 - 适应期

D. 愤怒-沮丧期　否认-怀疑期　休克-恐怖期　接受-适应期
E. 否认-怀疑期　休克-恐怖期　接受-适应期　愤怒-沮丧期

4. 在心身疾病中起重要作用的致病因素是
A. 心理因素　B. 生理因素　C. 生活事件　D. 已有疾病　E. 环境状况

5. 在心身疾病的诊断中，不必做的是
A. 躯体诊断　B. 心理测试和性格评定　C. 心理生理学检查
D. 心理社会因素调查　E. 家族遗传病调查

6. 心身疾病的诊断要点不包括
A. 确有某些心理社会因素存在　B. 患者有心身疾病易患性格
C. 患者有严重的躯体疾病　D. 患者有自主神经功能不稳定表现
E. 注意与某些神经症鉴别

7. 患者的心理特征不包括
A. 抑郁心境，消极悲观　B. 怀疑心理，缺乏治疗信心　C. 紧张焦虑
D. 适应“患者角色”　E. 愤怒，沮丧

8. 某严重冠状动脉粥样硬化性心脏病患者需要作冠状动脉旁路移植手术，术前患者出现了一系列心理反应，关于这些术前心理反应的认识，错误的是
A. 患者术前的心理反应对手术和术后的恢复必然产生负面的影响
B. 术前焦虑水平很高或低者，预后不佳
C. 术前焦虑水平适中者，术后结果最好
D. 术前所出现的焦虑和恐惧是正常的情绪反应
E. 术前对医师和手术抱有期望是患者的正常心理反应

9. 某患者被确诊为肺癌，以下不属于患者心理反应时期的是
A. 否认-怀疑期　B. 心理障碍期　C. 休克-恐惧期
D. 愤怒-沮丧期　E. 接受-适应期

10. 患者张某，男，46岁，确诊为肺癌，即将进行肺部肿瘤切除术，下面属于有效心理准备的是
A. 提供情绪支持　B. 提供有关信息
C. 进行行为应对训练　D. 对手术提供示范和脱敏
E. 以上准备均有效

11. 某女青年，八级钳工，患糖尿病住院接受治疗。离开了熟悉的工作环境和同事，感到孤独，情绪低落。一天，病区水管坏了没人修理。她主动将其修理好，得到了大家的肯定。在以后的几天，该青年情绪明显好转。这说明她得到满足的需要为
A. 生理需要　B. 安全的需要　C. 爱和归属的需要
D. 尊重的需要　E. 自我成就的需要

12. 与原发性高血压相关的心理、社会因素不包括
A. 肥胖　B. 人格特征　C. 情绪因素
D. 工作压力大　E. 生活紧张

13. 心身疾病的康复原则从形式上看包括
A. 生理和心理　B. 个体和社会
C. 心理治疗和药物治疗　D. 物理治疗和对症治疗
E. 整体和多维

14. 下列关于心身疾病康复的描述**错误**的是
A. 提高个体认知水平
B. 通过社会的力量，消除引发心身疾病的心理因素
C. 药物、手术的治疗方法必不可少
D. 必须重视心理治疗，不必考虑传统的躯体治疗措施
E. 应努力矫正由应激引起的生理反应，以减轻对躯体器官的影响
15. 下列有较低的原发性高血压发病率的群体是
A. 工作无压力 B. 责任重大 C. 工作压力高
D. 精神紧张 E. 生活环境差
16. 下列关于原发性高血压的描述**错误**的是
A. 与高血压关系最密切的情绪因素是焦虑、愤怒和仇视
B. 高血压多见于应激、冲突明显的社会
C. 原发性高血压患者不具有 A 型性格特征
D. 高血压发病率的总趋势是发达国家高于发展中国家
E. 凡以高血压作为主要临床表现而病因不明者称原发性高血压
17. 下列**不是**心身疾病康复原则中“心身同治”主要围绕的目标是
A. 帮助患者从客观上消除致病的心理、社会因素
B. 提高患者对应激的认识水平
C. 矫正由应激引起的生理反应
D. 增强应激源
E. 增强应对能力
18. 下列属于与冠心病发病有关的生活方式的是
A. 不吸烟 B. 喜欢运动 C. 人际关系协调
D. 过食 E. 社会交往多
19. 恶性肿瘤患者的人格特征是
A. A 型 B. B 型 C. C 型 D. D 型 E. E 型
20. 下列**不属于**高血压流行病学特点的是
A. 发达国家低于发展中国家 B. 城市高于农村
C. 老年组高于其他年龄组 D. 知识阶层高于非知识阶层
E. 工作压力大的群体高于工作压力小的群体
21. 关于心身疾病的描述下列正确的是
A. 重大灾难过后，人们所患心身疾病基本是相同的
B. 心身疾病由生活事件直接引起
C. 心身疾病是生理始基、社会、文化和心理因素共同作用的结果
D. 生活在同一社会文化背景下的人群，心身疾病的发病率基本相同
E. 心理因素对躯体器官的影响与情绪活动无关
22. 恶性肿瘤患者心理康复的措施**不包括**
A. 音乐治疗 B. 团体治疗 C. 强化社会支持
D. 实施心理疏导 E. 维持原行为方式
23. 冠心病患者 A 型行为矫正的措施**错误**的是

A. 首先要评估患者是否属于A型行为
B. 康复治疗师单独制订训练计划,不必考虑患者
C. 遵循循序渐进的原则确定矫正目标
D. 确定符合患者实际情况的评价标准
E. 教会患者自我控制技术,以控制A型行为

【X型题】

1. 下列关于心身疾病发病率的描述正确的是
A. 工业化水平高的国家高于发展中国家
B. 城市高于农村
C. 体力劳动者高于脑力劳动者
D. 社会文化背景相同的人群心身疾病发病率相同
E. 生活在同一社会文化背景下的人群心身疾病的发病率相同

2. 与冠心病相关的心理、社会因素包括
A. A型行为类型　B. B型行为类型　C. 应激性生活事件
D. 负面情绪　E. 生活方式

3. 糖尿病患者心理康复的措施包括
A. 情绪疏导　B. 健康教育　C. 团体治疗
D. 运动康复　E. 倡导自我心理康复

4. 一旦被确诊为恶性肿瘤,患者的心理特征表现为
A. 愤怒伴沮丧　B. 认可和依赖
C. 否认和怀疑　D. 害怕恶性肿瘤被证实而焦虑
E. 侥幸心理

5. 下列关于冠心病的描述正确的是
A. 脑力劳动强度大是促使冠心病高发的病因
B. 大多数冠心病患者是A型行为类型
C. 时间紧迫感、竞争和敌意是冠心病患者一种特征性的行为模式
D. 长期处于敌对、抑郁或焦虑情绪中的个体更易罹患冠心病
E. 应激性生活事件不是诱发冠心病的原因之一

6. 关于冠心病心理康复的描述正确的是
A. 指导患者合理起居　B. 不必纠正嗜烟、过食等行为方式
C. 对A型行为类型患者实施行为矫正　D. 指导患者进行有氧锻炼和运动
E. 情绪发泄可随心所欲

7. 下列关于恶性肿瘤患者心理康复方法描述正确的是
A. 强化社会支持
B. 音乐治疗
C. 协助行为矫正
D. 实施心理疏导
E. 恶性肿瘤患者的心理活动、生活态度、情绪好坏与疾病的康复无关

8. 与心身疾病相关的危险因素包括
A. 社会因素　B. 心理因素　C. 生理始基

D. 文化因素　　E. 以上都不对

9. 从个体的角度看，心身疾病的康复原则主要包括
   A. 提高自我认知能力
   B. 培养健全人格
   C. 丰富个人生活经历，提高自身适应环境的能力
   D. 学会缓解心理应激的技巧
   E. 以上都是
10. 心身疾病致病因素中的心理 - 生理因素主要有
   A. 认知　　B. 情绪　　C. 性格　　D. 能力　　E. 个体易感染
11. 心身疾病的躯体诊断原则包括
   A. 收集病史时着重了解生活事件　　B. 了解相关心理状况
   C. 详细体格检查以除外器质性病变　　D. 注意心理问题躯体化
   E. 须查出与症状相吻合的体征
12. 心身疾病与某些神经症鉴别时应注意
   A. 心身疾病有明确的躯体症状　　B. 神经症有明确的躯体症状
   C. 心身疾病伴有器质性损害　　D. 神经症伴有器质性损害
   E. 心身疾病有具体的躯体症状
13. 在心身疾病治疗中，心理干预目标包括
   A. 患者自己消除应激源　　B. 帮助患者消除应激源
   C. 干预实施者正确认知评价　　D. 帮助患者正确认知评价
   E. 矫正异常生理反应
14. 预防心身疾病的原则包括
   A. 培养健全的人格　　B. 建立良好的人际关系　　C. 提高挫折容忍力
   D. 提高应对应激的能力　　E. 重点保护特殊群体
15. 心身疾病的预防包括
   A. 对明显心理素质问题的人应及早通过心理指导健全其人格
   B. 对有明显行为问题者用心理行为技术予以指导矫正
   C. 对环境里存在明显应激源的人，要及时进行适当的调整
   D. 对出现情绪危机的正常人应及时进行心理疏导
   E. 对有心身疾病遗传倾向的患者应注意加强心理预防

（二）名词解释

1. 心身疾病
2. 原发性高血压
3. 糖尿病
4. 肥胖症

（三）简答题

1. 简述原发性高血压患者的心理康复。
2. 简述冠状动脉粥样硬化性心脏病患者的心理康复。
3. 简述糖尿病患者的心理康复。
4. 简述癌症患者的心理康复。

四、参考答案

（一）选择题

【A 型题】

1. C 2. B 3. C 4. C 5. E 6. C 7. E 8. A 9. B 10. E 11. E 12. A 13. B 14. D 15. A 16. C 17. D 18. D 19. C 20. A 21. C 22. E 23. B

【X 型题】

1. ABD 2. ACDE 3. ABCDE 4. ABCD 5. ACD 6. ABCD 7. ABCD 8. ABCDE 9. BCD 10. ABCD 11. ACE 12. BDE 13. ABCD 14. ABCDE 15. ABCDE

（二）名词解释

1. **心身疾病**:是指一组发生、发展和防治均与心理社会因素密切相关的具有躯体病理改变或病理生理改变的疾病或临床综合征。

2. **原发性高血压**:是一种以循环动脉血压升高为主要表现,以全身细小动脉硬化为基本病变的被最早确认的心身疾病。

3. **糖尿病**:是由各种原因引起的以慢性高血糖为特征的代谢紊乱。

4. **肥胖症**:是一种常见的能量过剩状态的营养代谢性疾病,多余热量以脂肪形式储存于体内,超过正常生理需要量而逐渐演变为肥胖。

（三）简答题

1. 简述原发性高血压患者的心理康复。

答:(1) 提高应对能力,稳定情绪:要让患者了解原发性高血压的相关知识,找出引起疾病的原因,提高其应对心理社会应激源的能力,有条件者应隔离紧张刺激,缓解心理压力。

(2) 配合心理治疗:在原发性高血压的治疗方法上主张采用药物治疗的同时,积极配合松弛疗法、生物反馈疗法、行为矫正疗法等心理治疗。还有如音乐疗法、环境疗法等,对高血压的治疗也有较好的效果。

2. 简述冠状动脉粥样硬化性心脏病患者的心理康复。

答:(1) 健康教育:在冠心病的不同临床阶段,针对患者的不同临床症状和心理反应,开展有针对性的健康教育指导工作,帮助患者认识疾病、减少焦虑,以利于疾病的康复。

(2) 矫正危险的 A 型行为:通常采用松弛训练、改变期望、时间管理指导与康复训练相结合的综合方法。松弛训练可采用想象放松法、深呼吸放松法等;康复训练多采用分阶段康复训练方法,根据患者不同临床阶段,制订不同的康复训练计划,帮助患者逐渐克服恐惧。

(3) 改变生活和应对方式:建立健康的生活方式和行为方式,合理调配膳食结构,控制脂肪及蛋白质的摄入,低盐、低糖饮食,多食水果、蔬菜,戒烟限酒,适量运动。养成良好的生活习惯和行为方式能够帮助患者采取积极的应对方式,有助于提高患者的行为能力。

(4) 焦虑、抑郁的治疗:一旦患者出现明显的焦虑、抑郁表现,则需要有针对性地进行药物和心理治疗。抗焦虑药可选择苯二氮䓬类,如地西泮、帕罗西汀等;抗抑郁药可选择单胺氧化酶抑制剂、三环类抗抑郁药和选择性 5- 羟色胺受体抑制剂(SSRIs),以 SSRIs 为首选,如氟西汀、舍曲林等。

3. 简述糖尿病患者的心理康复。

答:(1) 健康教育:通过解释、说理、疏导、安慰等,帮助患者和家属了解糖尿病的基本知识，消除不适当的预测、误解和错误信念，消除各种消极情绪反应，指导患者控制饮食，教导患者自我监测血糖，学会注射胰岛素和血糖测定技术，帮助患者科学地安排生活、饮食和体力活动，避免肥胖和感染的发生。定期随访，树立其治愈疾病的信心。

（2）行为疗法：为帮助患者遵从复杂的治疗计划，可采用行为疗法。与患者一同制订“行为协议”，为医生和患者规定一系列的责任和相互期待的行为。其中，医生的责任是根据患者的病情，为其安排治疗和食谱；患者的责任是执行医嘱，严格控制饮食，按处方用药。医生与患者必须相互配合，共同为患者负责。也可以让患者每天记录治疗日记，记录内容包括患者每天的饮食、活动、用药、血糖和尿糖等详细情况，自我检测治疗行为，医生定期检查和复核，以提高患者的遵医行为。

（3）治疗不良情绪：糖尿病患者的焦虑、抑郁情绪均可导致血糖波动，影响糖尿病的稳定。轻者可通过松弛疗法和生物反馈疗法来稳定情绪，降低血糖；重者需遵医嘱服用抗焦虑、抗抑郁药物。

（4）糖尿病并发症的治疗：对反复出现复杂并发症的糖尿病患者，在进行有效临床治疗的同时，还应及时向患者提供心理支持。

4. 简述癌症患者的心理康复。

答：（1）认知疗法：具体措施：加强癌症知识的科学宣教，使患者了解癌症发生与负面情绪、生活方式等之间的关系，了解目前治疗的进展、治疗过程中可能出现的各种不良反应和并发症、疾病预后等。介绍时既不否认癌症的严重危害，又要让患者相信积极的治疗、良好的心态有助于战胜癌症，纠正患者对癌症的不合理认知，帮助患者了解疾病，接受患病事实，及时进入和适应患者角色，增强康复的期望和信心。

（2）支持性心理治疗：对提高癌症患者的生活质量举足轻重，特别是患者家庭成员的支持。因患者的家庭成员最了解其性格、心理需求、行为方式及生活习惯，提供的关爱和支持为他人所难以替代。因此，应积极鼓励患者家属参与患者的心理康复。此外，鼓励患者保持人际交往，尽可能寻求社会支持资源，如来自朋友、同事、领导的支持等，使其感受到尊重、温暖和关怀，克服悲观、失望情绪，积极配合治疗。以乳腺癌患者为对象的研究发现，得到配偶或知己高质量的情感支持、得到医生支持、积极寻求社会支持等因素能显著影响自然杀伤细胞（natural killer cell，NK）的活动水平。

（3）情绪疏导：癌症确诊后，患者可能会处于负面情绪状态，而长期的负面情绪可使机体的神经 - 内分泌 - 免疫网络系统进入负面调节，免疫功能急剧降低，加速癌症恶化，而病情恶化又会使情绪进一步恶化，从而形成恶性循环。阻断这种恶性循环的关键在于解决患者的情绪问题。

针对否认心理，应允许患者在一段时间内采用否认、合理化等防御机制，使其有过渡时间去接受严酷的事实。但是，长时间的“否认”则可能延误治疗，故应积极加以引导。研究表明，癌症患者真正意义上的“否认”并不多见，大多数属于情感压抑，患者只是有意识地克制情绪，表面平静，但内心却极其痛苦。支持性心理治疗、疏泄性心理指导，可帮助患者宣泄压抑的情绪，减轻紧张和痛苦的情绪。

（4）生物反馈疗法：通过生物反馈，使患者很好地掌握松弛技术，使身体肌肉放松，进而使心理放松，减轻癌症对心理造成的巨大压力。

（5）团体治疗：针对癌症患者存在的心理问题类型组成团体心理治疗小组，制订合理的计划、明确的目标和可操作的措施，鼓励参加者互相交流，共同探讨关心的问题，彼此鼓励、支持，使他们在信任、温暖的团体氛围中获得支持性信息，宣泄负面情绪，体验生存的意义，从而提高生存质量。

(6) 运动疗法：运动不仅能够防癌，还可降低癌症患者的病死率。因此，应鼓励患者积极参加户外活动、娱乐活动、游泳、太极拳等有益的活动。

(7) 焦虑和抑郁的治疗：可采用认知疗法纠正患者的错误认知，再结合支持性心理治疗、放松技术、音乐疗法等，降低患者的焦虑和恐惧情绪。严重焦虑、恐惧的患者，可适当使用抗焦虑、抗抑郁药物治疗。

（宋振华）

第八章
肢体功能障碍的心理康复

一、学习要点

1. **掌握** 脊髓损伤、截肢、脑外伤、脑卒中后相关心理障碍的心理康复方法。
2. **熟悉** 各种肢体功能障碍后会出现的心理障碍及其表现、卒中后抑郁可能机制及学说。
3. **了解** 常用量表和评价方法、卒中后抑郁（PSD）诊断标准。

二、内容要点

【学习重点】

肢体功能障碍引起的心理障碍的心理康复方法，特别是脑卒中后抑郁的定义、机制、诊疗流程。

【学习难点】

各种肢体功能障碍后会出现的心理障碍及其表现，特别是卒中后抑郁的机制、诊断标准。

三、习　　题

（一）选择题

【A 型题】

1. 针对脑外伤后出现的注意力不集中，给予的心理治疗应<u>除外</u>
   A. 在他工作或思考时尽量较少噪声
   B. 在一个特定的时间段只专注于一项任务
   C. 让他同时完成多项任务
   D. 当他专心致志地完成一件事情后对他进行表扬
   E. 设计提高注意力和执行功能的认知心理游戏
2. 下列会对截肢患者的心理康复造成<u>不良</u>影响的是
   A. 尽早制作临时假肢
   B. 尽早进行残肢训练
   C. 术后长期卧床，不招惹患者
   D. 根据残肢的残端情况制作个性化假肢
   E. 如果出现“幻肢痛”需要及时干预

3. 脊髓损伤后的心理阶段顺序为
   A. 震惊期、否认期、抑郁期、反对独立期、适应期
   B. 震惊期、抑郁期、否认期、反对独立期、适应期
   C. 震惊期、反对独立期、抑郁期、否认期、适应期
   D. 震惊期、否认期、适应期、反对独立期、抑郁期
   E. 否认期、震惊期、抑郁期、反对独立期、适应期
4. 患者脑卒中后出现记忆力减退,下列方法不能改善其症状的是
   A. 心理治疗师告诉周围的人对患者讲话时语速减慢
   B. 每次出错后狠狠地批评患者,以使患者牢记教训,以后不再犯错
   C. 每次想到自己要做且还未完成的事情时就赶快写在日记中
   D. 定期查看日记本
   E. 无禁忌证,可尝试非侵入性脑刺激技术(NIBS)
5. 针对脑外伤后出现的情绪障碍,下列不正确的是
   A. 对付攻击性——当他用拳头锤击桌子时,厉声呵斥他
   B. 对付躁动——让患者忙于做任务同时保证其安全
   C. 对付冲动——每次冲动时,口头告诉他"请稍等""慢慢来"等
   D. 对付不当行为——告诉他这样做是错的并给他示范正确做法
   E. 必要时给予改善情绪的药物治疗
6. 脑卒中后抑郁最常见的病灶为
   A. 右半球额叶皮质
   B. 左半球额叶皮质或基底节区
   C. 脑干
   D. 部位不恒定
   E. 小脑
7. 脑卒中后抑郁的表现不包括
   A. 自我评价过低、自责或有内疚感
   B. 睡眠障碍,如失眠、早醒或睡眠过多
   C. 对平时所爱好、有兴趣的活动或事情像以往一样愿意去做并从中获得愉悦
   D. 食欲降低或体重明显减轻
   E. 暴饮暴食
8. 下列不是卒中后抑郁的核心症状的是
   A. 大部分时间总是感到不开心、闷闷不乐,甚至痛苦
   B. 兴趣及愉快感减退或丧失
   C. 体重减轻、入睡困难
   D. 易疲劳或精力减退
   E. 可有自杀倾向
9. 卒中后抑郁的诊断标准,下列说法不准确的是
   A. 既往有卒中病史,且多数发生在卒中 1 年内
   B. 精神运动性迟滞或激越持续 1 周以上
   C. 排除某种物质(如服药、吸毒、酗酒)或其他躯体疾病引起的精神障碍(如适应障碍伴抑郁心境,其应激源是一种严重的躯体疾病)
   D. 思维奔逸、无自制力

E. 症状引起有临床意义的痛苦,或导致社交、职业或其他重要功能方面的损害

10. 关于卒中后抑郁的治疗方法,下列叙述不合理的是
   A. 药物治疗初始剂量为最小推荐剂量的 1/4~1/2,缓慢增减;药物治疗必须足量足疗程,在抑郁症状缓解后至少应维持治疗 4~6 个月或以上,以预防复发
   B. 有癫痫发作史或强阳性癫痫家族史患者、严重躯体疾病患者、严重酒精滥用患者、颅脑手术金属植入物患者、心脏起搏器患者、其他体内起搏器患者可接受非侵入性脑刺激技术治疗
   C. 经颅直流电刺激(tDCS)阳极刺激左侧前额叶背外侧
   D. 经颅磁刺激(TMS)高频(≥ 10Hz)刺激左侧前额叶背外侧(DLPFC)
   E. 早起优化治疗分五步:早治疗、早随访、评估与调整、整体评价治疗方案和持续监测

11. 脊髓损伤后患者对吃饭、穿衣等自己能干的事也依赖家属或护士,他的心理属于
   A. 震惊期　B. 对抗独立期　C. 否认期
   D. 抑郁期　E. 都不是

12. 截肢者需要接受并适应截肢,其中不包括
   A. 身体功能　B. 能量的消耗　C. 经济问题
   D. 食欲减退　E. 社会支持

13. 肢体残疾者心理康复开始的时期为
   A. 重症监护室　B. 病情稳定后　C. 出院后
   D. 出院前　E. 以上都不是

14. 心理康复在功能康复中起着重要作用的层次包括
   A. 日常生活活动能力　B. 劳动能力　C. 家庭生活能力
   D. 学习能力　E. 以上都是

15. 脊髓损伤患者拒绝永久性佩戴支具的原因不包括
   A. 脊髓损伤患者的身体看起来跟正常人一样,残疾是“隐形”的,佩戴支具会使其残疾“现形”
   B. 佩戴支具可以明显增加脊髓损伤患者的独立性,依赖型人格患者觉得他人对自己的关心照顾减少
   C. 脊髓损伤患者还没有准备好接受长期残疾的现实
   D. 体表皮肤可能出现不适感
   E. 以上都不是

16. 行为治疗的理论基础是
   A. 罗杰斯的人格理论
   B. 经典条件反射理论和操作条件反射理论
   C. 认知模型和情绪障碍的认知模型
   D. 弗洛伊德的人格理论
   E. 客体关系理论

17. 肢体残疾后出现抑郁的系统理论支持不包括
   A. 认知疗法　B. 支持疗法　C. 没有理论支持
   D. 音乐治疗　E. 人本主义疗法

18. 创伤后应激反应的阶段为

A. 痛苦期 - 侵入期 - 否认期 - 修复期 - 结束期
B. 痛苦期 - 否认期 - 侵入期 - 修复期 - 结束期
C. 痛苦期 - 否认期 - 修复期 - 侵入期 - 结束期
D. 痛苦期 - 侵入期 - 修复期 - 否认期 - 结束期
E. 否认期 - 侵入期 - 痛苦期 - 修复期 - 结束期

19. 截肢者的精神症状<u>不包括</u>
A. 抑郁　B. 幻肢痛　C. 创伤后应激反应
D. 嗜睡　E. 焦虑

【X 型题】

1. 经颅直流电刺激(tDCS)的禁忌证包括
A. 一般生命体征不稳定　B. 治疗部位及周边有金属异物
C. 心脏起搏器植入术后　D. 脑起搏器植入术后
E. 以上都不是

2. 经颅磁刺激(TMS)的适应证包括
A. 抑郁　B. 失语症　C. 运动功能障碍
D. 创伤后应激障碍　E. 以上都不是

3. 下述关于 tDCS 治疗卒中后抑郁说法正确的是
A. 对多数抑郁状态患者来说,左侧前额叶背外侧 DLPFC 脑血流量减少、右侧 DLPFC 代谢亢进
B. DLPFC 参与执行功能如工作记忆、认知适应性、计划、抑制、抽象推理
C. tDCS 作用于 DLPFC 改善情绪障碍的方法为左 DLPFC 兴奋或右 DLPFC 抑制
D. DLPFC 位于额中回,Brodmann 分区为 BA9 区和 46 区,也有其他研究认为在 BA8、9、10 区
E. 以上都不是

4. 截肢患者的一般心理治疗包括
A. 针对疼痛的药物治疗
B. 针对情绪障碍的认知行为治疗、团体治疗
C. 幻肢痛的专业治疗
D. 改善社会功能的职业介绍、心理教育
E. 以上都不是

5. 根据 2016 卒中后抑郁(PSD)专家共识,下列作为 PSD 筛查量表敏感度较高的是
A. 流行病学调查用抑郁自评量表(CES-D)
B. Hamilton 抑郁量表(HDRS)
C. 患者健康问卷 -9(PHQ-9)
D. 90 项症状清单(Symptom Checklist 90,SCL-90)
E. 以上都不是

6. 脊髓损伤患者康复治疗包括
A. 排尿困难　B. 性功能障碍　C. 神经源性疼痛
D. 焦虑、抑郁　E. 以上都不是

7. 脑卒中、脑外伤康复心理治疗,就治疗深度来讲包括

A. 支持性（supportive）
B. 再教育（re-educative）
C. 工作同盟（working alliance）
D. 重新建构（re-constructive）
E. 以上都不是

8. 卒中后抑郁的核心症状包括
   A. 体重减轻、入睡困难
   B. 兴趣及愉快感减退或丧失，对平时所爱好、有兴趣的活动或事情不能像以往一样愿意去做并从中获得愉悦
   C. 易疲劳或精力减退，每天大部分时间都感到生活枯燥无意义，感到度日如年；经常想到活在世上没有什么意义、甚至生不如死；严重者有自杀的倾向
   D. 大部分时间内总是感到不开心、闷闷不乐，甚至痛苦
   E. 以上都不是
9. 肢体功能障碍患者心理康复接受行为学派治疗时需要强调
   A. 治疗目标必须小而具体，寻找量化指标
   B. 不能忽略躯体疾病和问题行为所造成的功能障碍
   C. 必须顾及躯体疾病的病理和患者的主要关注焦点
   D. 失语症、认知障碍患者需要强化非言语信息
   E. 以上都不是
10. 肢体功能障碍患者常用的抗焦虑、抗抑郁药物包括
   A. 选择性 5- 羟色胺再吸收抑制剂（selective serotonin reuptake inhibitor，SSRI）
   B. 5- 羟色胺去甲肾上腺素再摄取抑制剂（serotonin-norepinephrine reuptake inhibitor，SNRI）
   C. 三环类抗抑郁药（tricyclic antidepressants，TCAs）
   D. NE 及特异性 5-HT 能抗抑郁剂（noradrenergic and specific serotonergic antidepressant，NaSSA）
   E. 以上都不是

（二）简答题

1. 脑卒中患者的心理干预有哪些？
2. 影响截肢者心理状态的因素有哪些？
3. 脑卒中患者恐惧、紧张、焦虑的主要表现是什么？
4. 简述卒中后抑郁的可能学说及机制。

四、参考答案

（一）选择题

【A 型题】

1. C　2. C　3. A　4. B　5. A　6. B　7. C　8. C　9. D　10. B　11. B　12. D　13. A　14. E　15. E　16. B　17. C　18. B　19. D

【X 型题】

1. ABCD　2. ABCD　3. ABCD　4. ABCD　5. ABC　6. ABCD　7. ABD　8. BCD　9. ABCD　10. ABCD

（二）简答题

1. 脑卒中患者的心理干预有哪些？

答：(1) 热情地接待患者。

(2) 宽容地对待患者。

(3) 耐心倾听。

(4) 治疗康复过程中出现的神经症和精神症状。

(5) 家庭社会关系及居住环境的调整。

(6) 出院前的指导。

2. 影响截肢者心理状态的因素有哪些？

答：(1) 截肢的部位：截肢的部位、范围的影响主要体现在对患者生活的不便和工作的限制方面，其次是外观。

(2) 个体情况：个体情况具体指年龄、性别、职业、人格等。

(3) 截肢的原因：截肢的原因是影响患者心理状况的重要原因之一。截肢的原因是多样的，如意外事故、疾病、自杀或自残等，由于原因不同，患者可能会出现不同的情绪。

3. 脑卒中患者恐惧、紧张、焦虑的主要表现是什么？

答：(1) 情绪紧张不安，患者终日心烦意乱、忧心忡忡、惶恐，对外界刺激易出现惊跳反应，难以入睡，多梦易惊，易激惹。

(2) 坐立不安，来回走动，搓手顿足，面容紧张，眉头紧锁，可见眼睑、面肌或手指震颤，肌肉紧张，有时疼痛抽动，经常感到疲乏。

(3) 出现自主神经功能亢进，常见心悸、气促、呼吸不畅、头晕、多汗、口干、面部发红或苍白、胃肠不适或尿频，有的患者可有阳痿、早泄、月经紊乱、性欲缺乏等生殖系统功能障碍。

4. 简述卒中后抑郁的可能学说及机制。

答：关于卒中后抑郁的可能机制及学说的高质量前瞻性研究不多，因为无法提供可重复性和独立人口学特征的卒中患者模型。然而，也有一些前瞻性研究推论了特异性预测模型。卒中后抑郁的危险因素包括：遗传学因素、年龄、性别、既往躯体和精神病史、卒中类型和严重程度、病灶部位、功能障碍程度、社会支持。

(1) 基因学因素：当面对异常压力挑战时，基因变异的个体具有高度易感性，更可能发展为精神疾病。某些基因已被证实是 PSD 危险因素，一篇纳入了 5 项研究（*N*=544 例白种人）的 meta 分析报道称，与 5- 羟色胺转运体基因（*5-HTTLPR*，位于 17 号染色体）表达有关的多态性，与选择性 5- 羟色胺再摄取抑制剂（selective serotonin reuptake inhibitors，SSRI）使抑郁症患者获得缓解显著相关（OR 2.4，95%CI 1.6~3.6）。随后的一项 meta 分析发现，除 5-HTTLPR 外，位于 11 号染色体上的 2 个基因也与抗抑郁治疗的有效性显著相关。这 2 个基因分别是参与 5- 羟色胺合成的 *TPH1*（7 项研究，754 例不同血统患者，OR 1.6）和脑源性神经营养因子（brain-derived neurotrophic factor，*BDNF*）（4 项研究，490 例患者，OR 1.6）。不同基因的多态性与副作用也有显著关联。此外，血清素转运蛋白基因（*SERT*）的 STIN2 VNTR 多态性也是 PSD 的危险因素。一项中国 PSD 患者的基因研究发现，5-HT 受体 2C 基因（serotonin receptor 2C，*HTR2C*）与男性 PSD 强相关，标明 HTR2C 受体的基因变异可能是中国人群 PSD 的致病机制之一。

(2) 神经生物学因素

1) 神经递质：包括单胺类[5- 羟色胺（5-hydroxytryptamine，5-HT）、去甲肾上腺素（noradrenaline，NE）和多巴胺（dopamine，DA）]、γ- 氨基丁酸（gamma-aminobutyric acid，GABA）、谷氨酸。

早期理论模型假定是由单胺类神经传递减少所致,特别是5-羟色胺和去甲肾上腺素。现在看来,抑郁症的发生以及其对抗抑郁药的反应似乎涉及更复杂的动力学,包括单胺类触发的细胞内级联反应。许多研究表明抑郁症的病理生理中存在GABA和谷氨酸的改变。一项磁共振波谱分析研究发现,在诊断为重性抑郁的研究对象中,枕叶皮质的谷氨酸水平升高、GABA水平减低。在未经药物治疗的抑郁症患者中发现前额叶皮质中谷氨酸或谷氨酰胺及GABA浓度异常降低。这些发现提示谷氨酸和GABA的改变可能随脑部区域而变化。一项关于抑郁自杀者扣带皮质和前额叶皮质的基因表达研究发现,抑郁自杀者的谷氨酸再循环(谷氨酰胺合酶)、谷氨酸受体(GRIA1,GRIA3,GRIK1,GRM3)和GABA受体(GABARB3,GABRD,GABARG2)与对照相比存在显著变化。因此,谷氨酸拮抗剂可能有利于治疗重性抑郁。

2)下丘脑-垂体-肾上腺(hypothalamus-pituitary-adrenal,HPA)轴的异常可使皮质醇的水平升高,高水平的皮质醇可抑制炎症细胞因子的水平,炎症细胞因子的降低可通过增强吲哚胺2,3-双加氧酶的活性来降低5-羟色胺的合成和功能,进而引起卒中后抑郁。另外,HPA轴的异常和炎症细胞因子的增加还可抑制海马神经的再生,降低额叶皮质的神经可塑性,导致卒中后抑郁等。

3)细胞改变:神经元及胶质细胞的数量、密度和大小均有异常。尸检研究发现,与精神健康的对照者相比,重性抑郁症患者的枕叶皮质中某些GABA神经元密度显著减少了28%,在前额叶皮质中减少了50%。这些改变符合抑郁症患者中GABA水平改变这一现象。与健康对照者相比,重性抑郁症患者的尸检脑标本显示:前额叶皮质中神经元大小显著减少了18%~20%,在前扣带皮质中减少了23%。一项回顾性研究发现,重性抑郁症患者的胶质细胞密度和数量都出现减少,包括在前额叶皮质(尤其是眶前额叶皮质、背外侧前额叶皮质)、杏仁核和前扣带皮质中减少。此外,胶质细胞功能(谷氨酸代谢、神经营养因子生成和髓鞘形成)受损可能促成了抑郁症的病理生理学。

4)神经网络:抑郁症的神经网络(环路)模型以结构和功能的影像学研究与尸检脑研究为基础,包括默认模式网络的研究。这个网络包括涉及情绪处理的脑部区域,即从眶前额叶皮质和内侧前额叶皮质及前扣带(包括膝下皮质)至杏仁核和伏隔核的双向投射、调节该环路的5-羟色胺能投射和对情绪的认知调节至关重要的脑部区域(前额叶背外侧皮质)。默认模式网络回路被认为可影响情绪的内分泌、自主神经和行为方面,在抑郁发作期间受损。该环路也涉及参与抑郁症的单胺类,如5-羟色胺。暴露于应激因子会增加5-羟色胺能神经元的活性,这些神经元位于脑干(中缝背核)并调节环路中的前额叶皮质、杏仁核和其他部分。同时,来自前额叶皮质的谷氨酸能投射在脑干的GABA能神经元上形成突触,进一步抑制5-羟色胺能神经元。在抑郁症中可能异常的其他网络包括涉及杏仁核、海马和脑干的环路,以及涉及杏仁核和楔前叶的环路。默认模式网络在个体休息时处于活跃状态。单相重性抑郁症患者的网络显示增强的网络内连接性,并且与抑郁发作的复发有关。抗抑郁药有可能逐渐诱导神经元皮质网络的可塑性,这会促进康复和心理治疗恢复故障环路。

5)解剖学改变:长期的或未经治疗的抑郁症患者,其神经影像学会出现异常,如脑室-脑比例增加、额叶体积减小、海马体积减小等。重度抑郁症患者可出现多个脑区结构改变,其中前扣带回皮质受累最严重,体积变小,其他萎缩脑区还有眶额皮质、膝下前额叶皮质、左侧或右侧甚至整个海马、纹状体。

6)脑部活动:功能成像研究如PET、fMRI等发现,多个脑区参与抑郁症的病理生理,包括额叶、颞叶以及部分纹状体、苍白球和丘脑。前扣带皮质和膝下前额叶皮质很可能在整合额叶皮质纹状体区功能障碍中发挥着关键作用。此外，fMRI 研究显示抑郁症患者的杏仁核可能受到破坏；动脉自旋标记 MRI 显示抑郁症患者额叶皮质、海马和纹状体的脑灌注有显著差异。

7）睡眠及昼夜节律：PSD 患者的睡眠结构在快动眼睡眠相（REM）潜伏期、慢波睡眠方面会减少。也伴有中枢昼夜节律的改变，其与症状的昼夜变化相关。节律异常在抗抑郁治疗后恢复正常，可能是通过光照治疗或睡眠剥夺引起昼夜节律时相转换产生治疗效果的机制。

（3）人口学因素：近年多项系统综述证实了人口学因素与 PSD 的相关性，女性是 PSD 的明确危险因素，而年龄并不是确凿的危险因素。这些结论可以在涵盖 183 734 例患者的 23 项试验中被重复。

（4）既往躯体和精神病史：主要的心血管危险因素如高血压、高血脂与 PSD 无关。然而 PSD 患者似乎更易有糖尿病病史。既往抑郁、焦虑或两者共患的精神病史是 PSD 的明确危险因素。抑郁家族史在少部分研究中与 PSD 相关。

（5）卒中类型和病灶部位：卒中严重程度与 PSD 高度相关，另一方面，近年的系统综述对 PSD 和卒中类型（如缺血或出血）或机制（如血栓形成、栓子脱落等）间的联系提出相反观点。

（6）功能和认知损伤：日常活动能力的损伤与 PSD 相关且一致，但相关性较弱。PSD 和认知功能障碍、特别是执行功能障碍相关，主要表现为：执行功能减退、记忆力下降、注意力不集中。患者的动机、组织、计划、排序和概括均有困难，显示出患者可能有额叶执行功能损害。他们通常表现为兴趣缺失和情感淡漠而非悲伤，并且有精神运动迟缓和认知损害。当病灶和大小无差异时，PSD 与无抑郁发作的卒中患者相比，有更低的简易精神状态检查（mini-mental state examination，MMSE）得分。一项前瞻性研究证实，在发病 3 个月内缺乏社会支持与 PSD 的发病率相关。

另一方面，有研究发现有脑血管病危险因素的晚发性抑郁症患者与其他晚发性抑郁症患者相比，其认知损害和残障更严重、精神运动迟滞更严重，而激越状态、负罪感以及对自身疾病的自知力更少。

（7）抑郁与病程关系：抑郁的潜在病因可能随抑郁的时间长短而变化。①急性抑郁大多源于生物学因素：损伤的位置、去甲肾上腺素和（或）血清素的耗竭；②康复过程中的抑郁可能源于对功能受限的认识越来越清楚；③慢性期的抑郁多来源于对肢体残障的负性体验。

（宋为群）

第九章
感觉器官功能障碍的心理康复

一、学习要点

1. **掌握** 视觉障碍者的心理康复方法；听觉障碍者的心理康复方法；盲聋双重感觉障碍者的心理康复方法；嗅觉和味觉障碍者的心理康复方法。

2. **熟悉** 视觉障碍者的问题及需要；听觉障碍者的问题及需要；盲聋双重感觉障碍者的问题及需要；嗅觉和味觉障碍者的问题及需要。

3. **了解** 视觉障碍者的临床表现和特征；听觉障碍者的临床表现和特征；盲聋双重感觉障碍者的临床表现和特征；嗅觉和味觉障碍者的临床表现和特征。

二、内容要点

【学习重点】

1. 视觉障碍者的临床表现和特征、问题及需要、心理康复方法。
2. 听觉障碍者的临床表现和特征、问题及需要、心理康复方法。
3. 盲聋双重感觉障碍者的临床表现和特征、问题及需要、心理康复方法。
4. 嗅觉和味觉障碍者的临床表现和特征、问题及需要、心理康复方法。

【学习难点】

1. 盲聋双重感觉障碍者的问题及需要。
2. 改善听觉障碍、视觉障碍者交流的方法。

三、习　　题

（一）选择题

【A 型题】

1. 老年性耳聋最主要影响
   A. 沟通和交流　　B. 生活质量　　C. 情绪
   D. 社会生活参与水平　　E. 口语交流能力

2. 关于听觉障碍的叙述不正确的是
   A. 听觉丧失是一种“隐形”的残疾
   B. 患者通常有较高的抑郁、悲伤、焦虑和偏执发生率

C. 听力丧失与情景和语义长时记忆、执行功能相关
D. 聋人精神障碍的发生率是普通人群的 4 倍
E. 女性较男性听力障碍者更不愿寻求帮助

3. 人脑所获得的信息中来自视觉的约占
A. 80%　B. 70%　C. 60%　D. 50%　E. 40%

4. 人际关系形成的基础是
A. 视 - 听环路　B. 听 - 言语环路　C. 视 - 言语环路
D. 听觉环路　E. 视觉环路

5. 聋人中发生率较低的是
A. 物质滥用　B. 冲动控制障碍　C. 学习障碍
D. 普遍发育障碍　E. 人格障碍

6. 与视觉障碍者沟通的技巧和方法<u>不包括</u>
A. 与视觉障碍者会面时首先自我介绍，离开时要有声音或动作示意
B. 做他的手
C. 保持正常的语调和语音与他们讲话
D. 对他(她)讲话时先用他(她)的名字，提示正在对他(她)说
E. 指挥方位要清楚准确

7. 治疗师在评估和制订盲人的治疗计划时<u>不应该</u>
A. 将患者的家庭纳入考虑
B. 鼓励追求更高的目标
C. 将目标限制在常规的手工工作
D. 鼓励与成功的盲人角色的接触
E. 培养患者、家庭、小组和盲人群体的联系

8. 古代印度关于“盲人摸象”的寓言，所反映的<u>不是</u>
A. 抓住具有最大实际意义的特征，而忽略其余特征
B. 全面反映事物
C. 不准确的抽象概括
D. 不全面的抽象概括
E. 忽略整体性

9. 下列<u>不属于</u> 5 种主要味道的是
A. 酸　B. 苦　C. 辣　D. 甜　E. 鲜

10. <u>不属于</u>中枢性嗅觉障碍的是
A. 嗅觉错觉　B. 嗅觉幻觉　C. 钩回发作
D. 幻嗅　E. 原发性嗅觉倒错

【X 型题】

1. 视觉障碍者的感知觉特点为
A. 感知范围大　B. 听力辨别能力提高　C. 动作笨拙
D. 空间知觉较好　E. 触觉相对灵敏

2. 下列关于双重感觉障碍说法正确的是
A. 日常生活活动能力下降　B. 认知功能障碍发生的风险增加

C. 先天性盲聋者精神行为异常约占 3/4　　D. 易发生自残或自我刺激行为
E. 交流困难和心理社会孤立

3. 视觉障碍者的问题包括
A. 日常生活活动能力障碍
B. 社会心理困境
C. 自尊心和自信心低下
D. 大部分抑郁表现达到抑郁症的诊断标准
E. 大部分盲人在主要的社交领域、婚姻和家庭方面调节较差

4. 盲聋双重感觉障碍者的问题包括
A. 适应环境并执行日常生活功能是重大挑战
B. 双重感觉丧失影响心理社会适应
C. 双重感觉丧失会引起强烈的情感和认知反应
D. 双重感觉丧失影响精神信仰
E. 双重感觉丧失影响社会交往

5. 人体的感觉器官包括
A. 眼　B. 鼻　C. 耳　D. 舌　E. 皮肤

6. 视觉功能障碍的类型包括
A. 白内障　B. 青光眼　C. 视敏度　D. 远视　E. 视野

7. 感觉形成的结构基础包括
A. 感受器　B. 神经传导通路
C. 外周感觉神经末梢　D. 感觉器官
E. 皮质中枢

8. 视觉障碍者的认知特点正确的是
A. 注意的广度扩大　B. 注意的广度缩小
C. 有较高的听觉注意力　D. 有较强的听觉选择性
E. 有较低的听觉注意力

9. 针对嗅觉障碍的治疗包括
A. 针对嗅觉障碍病因的治疗　B. 康复训练
C. 鼻气流诱导手法　D. 嗅觉训练
E. 药物治疗

10. 味觉障碍的治疗包括
A. 药物治疗如人工唾液　B. 食物改良如增加味觉刺激
C. 调整食物的质地、形状　D. 调整食物的温度、颜色
E. 学习识别变质食物

（二）名词解释

1. 感觉
2. 听觉障碍
3. 视觉障碍
4. 双重感觉障碍（dual sensory impairment，DSI）
5. 嗅觉障碍（dysosmia）

6. 味觉障碍

7. 生物心理社会 - 灵性模型

（三）简答题

1. 简述听力障碍者的临床表现和特征。

2. 简述双重感觉障碍的类型。

3. 对治疗盲聋患者的康复治疗师的基本要求包括哪些？

4. 改善视觉障碍的方法包括哪些？

5. 为改善双重感觉障碍者的交流，可以考虑哪些措施？

6. 简述嗅觉障碍的分类。

7. 简述味觉障碍的分类。

四、参考答案

（一）选择题

【A 型题】

1. A 2. E 3. A 4. B 5. E 6. B 7. C 8. B 9. C 10. E

【X 型题】

1. BCE 2. ABCDE 3. ABC 4. ABCDE 5. ABCDE 6. CE 7. ABCDE 8. BCD 9. ABCDE 10. ABCDE

（二）名词解释

1. **感觉**：是人体对内、外环境变化的察觉，涉及复杂的生理及心理过程。人体主要的感觉有视觉、听觉、嗅觉、味觉、躯体感觉（包括皮肤感觉与深部感觉）和内脏感觉等。

2. **听觉障碍**：指由于各种原因导致双耳听力丧失或听力减退，以致听不到或听不清周围的声音。

3. **视觉障碍**：指由于各种原因导致人的双眼存在一定程度的视力缺损或视野缩小，难以从事正常人所能从事的工作、学习或其他活动的现象。

4. **双重感觉障碍**（dual sensory impairment，DSI）：指同时存在听觉丧失和视觉丧失。

5. **嗅觉障碍**（dysosmia）：指部分或全部嗅觉功能下降、丧失或异常。

6. **味觉障碍**：指对 5 种主要味道（咸、甜、酸、苦、鲜）的任何一种感受性出现问题。

7. **生物心理社会 - 灵性模型**：是生物 - 心理 - 社会模式的扩展，生物 - 心理 - 社会模式不仅考虑生物因素（如疾病）如何影响心理和社会功能，而且还考虑后两者如何影响疾病过程，以及心理和社会范围的交互影响。生物心理社会 - 灵性模式在此基础上包含患者医疗中的灵性问题，如宗教和信仰。

（三）简答题

1. 简述听力障碍者的临床表现和特征。

答：听力障碍者的临床表现和特征表现在：①感知觉方面：听觉损伤限制了感知觉活动的范围和深度。②认知方面：听力障碍者在语言理解和表达方面会受到严重的影响，儿童思维发展水平比较长时间地处在具体形象思维的阶段，老年性耳聋与认知功能障碍和随之而来的痴呆独立相关。③情绪与行为：听力障碍者在情绪的认识和表达上有一些困难。④社会交往：由于听力障碍者缺乏语言沟通能力和社交技巧，会出现社交障碍。⑤精神障碍：聋人中物质滥用、冲动控制障碍、学习障碍和普遍发育障碍的发生率显著高于听力正常者。

2. 简述双重感觉障碍的类型。

答：双重感觉障碍者可被分为4种类型：①先天性盲聋；②先天性视觉障碍伴获得性听觉障碍；③先天性听觉障碍伴获得性视觉障碍；④获得性视觉和听觉障碍。

3. 对治疗盲聋患者的康复治疗师的基本要求包括哪些？

答：治疗盲聋患者的康复治疗师的基本要求包括：

（1）康复治疗师需要具有盲、聋和盲聋患者康复治疗与康复心理学的专业知识。

（2）了解患者所著的作品，这些信息会拓展康复治疗师对盲、聋和盲聋问题和视角的理解。

（3）康复实施过程中将患者的配偶及重要他人纳入是很重要的。

4. 改善视觉障碍的方法包括哪些？

答：改善视觉障碍的方法包括：

（1）增加对比度：视觉障碍者视觉对比灵敏度降低，对于低对比度的文字或图片识别困难。当提供书写的方向指示时，可以做些改良，例如用打印体而不是草书，黑色粗体字写在白纸上可能有助于识别。

（2）增加"好"的光线：好的光线从屋顶照亮房间，或是从某个角度照亮物体，而不晃眼或反光。

（3）环境改良：避免地板的杂乱，房间的照明适宜。增加环境的对比度，例如将楼梯的边缘用对比鲜明的胶带标记出来，将凳子使用完毕后放到桌子下面，以减少杂乱。将日常用品用不同的颜色标记，比用文字标记更容易识别。

（4）辅助技术：使用光学的、非光学的或视频装置作为辅助技术，适宜装置的选用取决于患者的目标和能力。放大装置有4类：光学设备，如眼镜；放大镜；望远镜；电子助视器等。

5. 为改善双重感觉障碍者的交流，可以考虑哪些措施？

答：改善双重感觉障碍者的交流方法包括：

（1）确保环境优化：患者的房间应进行优化，以增强视觉和听觉交流。为改善听力，房间应尽可能安静，没有外来的噪声。视觉的改善需要房间的照明适合但不晃眼。治疗师或医生应避免坐在窗前，以便他或她的脸能被看清。

（2）提供重复并通过多种感受渠道传递信息：充分利用视觉、听觉和触觉等感觉通道能增加患者接收和处理信息的机会。讲话信息的内容以文字或绘图的方式进行补充，书面材料则以口语重复的方式辅助理解。

（3）清晰的讲话：应避免使用术语，应努力清晰地发音，延长词与词之间间隔，降低讲话的速度，这些技巧有助于听觉困难的老年人正确地获取信息。

（4）提供清晰的书面材料：当提供补充的书面材料时，内容应符合适当的阅读水平，使用主动语气、人称代名词，而且应当直接、特定和具体。

（5）提供帮助设备：尽可能准备好有助于听和看的辅助设备，如可调频的助听系统、手持放大镜、电池供电的光源，更好的解决方法是准备闭路电视视频放大系统。

（6）交流发展的干预：继药物治疗和助视助听器之后，关注社交和交流的康复被认为是一种预防精神和行为障碍重要的治疗手段。

6. 简述嗅觉障碍的分类。

答：嗅觉障碍的分类：量的障碍（quantitative smell disorders）：嗅觉丧失（anosmia）、嗅觉减退（hyposmia）、嗅觉过敏（hyperosmia）；质的障碍（qualitative smell disorders）：嗅觉倒错（parosmia）

和幻嗅(olfactory hallucination),通常是令人不愉快的感觉。

7. 简述味觉障碍的分类。

答:味觉障碍(gustatory disorder)可分为4类:味觉减退(hypogeusia),指味觉的敏感性降低;味觉倒错(dysgeusia),指味觉混乱;幻味(gustatory hallucination),指味觉幻觉;味觉丧失(ageusia),指味觉功能完全丧失。

(温红梅)

第十章
精神障碍的心理康复

一、学习要点

1. **掌握** 精神障碍患者康复期常见的心理问题;精神障碍心理康复的程序。

2. **熟悉** 精神障碍心理康复的主要方法;常见精神障碍的种类及临床表现;家庭心理教育的原则及主要内容。

3. **了解** 家庭心理教育的概念及目的。

二、内容要点

【学习重点】

精神障碍患者康复期常见的心理问题、心理康复的程序及主要方法。

【学习难点】

常见精神障碍的种类及临床表现。

三、习　　题

(一)选择题

【A 型题】

1. 下列精神障碍属于精神病的是
   A. 精神分裂症　　B. 惊恐障碍　　C. 人格障碍
   D. 轻度抑郁发作　　E. 躯体形式障碍
2. 下列不是精神分裂症的常见临床表现的是
   A. 幻觉　　B. 妄想　　C. 自知力缺乏
   D. 意识障碍　　E. 情感平淡
3. 下列关于神经症的表述中,说法不正确的是
   A. 神经症是一组主要表现为焦虑、抑郁、恐惧、强迫、疑病症状或神经衰弱症状的精神障碍
   B. 一般存在明显且持续的精神病性症状
   C. 症状没有明确的器质性病变为基础
   D. 患者对疾病体验痛苦
   E. 心理社会因素、病前性格在神经症性障碍的发生发展中起一定作用

4. 偏执型人格障碍表现的主要特点为
   A. 情感淡漠 B. 易受暗示 C. 过分的谨小慎微
   D. 情绪不稳定及缺乏冲动控制 E. 极易猜疑
5. 下列关于在精神障碍心理康复时采用支持性心理治疗的说法中，**不正确**的是
   A. 支持性心理治疗的方法有解释、安慰、鼓励和保证
   B. 即使发现患者对自己的健康和前途非常的疑虑不安，康复治疗师也不能向患者作出任何保证
   C. 使用支持性心理治疗时应注意鼓励、调动患者自身的动力
   D. 向患者作出解释时，语言应通俗易懂，避免患者发生曲解和误会
   E. 解释时应避免与患者争执，不能强迫患者接受自己的意见，允许患者思想反复
6. 下列**不属于**家庭心理教育原则的是
   A. 充分协调各项治疗措施和关系，以确保每个人都保持同样的目标——患者的康复
   B. 倾听家属的声音，在康复计划和实施中，和他们保持平等的合作
   C. 评价家属在支持患者方面所具有的力量和限制
   D. 允许表达失落感
   E. 需要满足家庭提出的任何要求
7. 在帮助患者恢复自知力的过程中，做法**不合适**的是
   A. 谈话时语气要平等，以商量、讨论的方式同患者交换看法，避免说教
   B. 谈话要自然，要以现实生活中的事情为素材
   C. 家属在同患者一起分析症状时，要时刻注意患者的反应
   D. 为减少对患者的刺激，应该避免主动与患者讨论症状
   E. 对患者的每一个症状都要充分分析

【X 型题】

1. 下列属于躁狂发作的典型临床症状的是
   A. 情感高涨 B. 运动性迟滞 C. 思维奔逸
   D. 焦虑 E. 活动增多
2. 精神障碍患者康复期常见的心理问题包括
   A. 自卑感 B. 恐惧感 C. 消极悲观 D. 懒惰 E. 依赖性强
3. 精神障碍的心理康复原则包括
   A. 充分尊重患者，与他们建立平等、和睦、协作的关系
   B. 在充分了解患者的病情，注意其病态心理的同时，更要注意揭示患者自身的积极因素
   C. 鼓励患者诉说自己的各种误解和担心
   D. 了解患者与其家庭、社会相处中存在的问题，对他们失去平衡的状态做客观的分析，并给予正确的指导，设法使之恢复正常
   E. 注意引导患者积极介入心理康复的全过程，而不是让他们被动地接受服务
4. 精神障碍心理康复的方法包括
   A. 支持性心理治疗 B. 认知疗法 C. 行为治疗
   D. 森田治疗 E. 认知行为治疗
5. 下列关于家庭心理教育的说法中，正确的是
   A. 家庭心理教育是一种以家属为中心的心理干预方法

B. 对患者家属在认知、情感及行为方面都有治疗作用
C. 可以避免家庭矛盾
D. 可以向家属提供技能方面的训练
E. 可以向家属提供情感上的支持,减少焦虑,增强信任感等

(二)名词解释

1. 精神障碍
2. 精神病
3. 幻觉
4. 妄想

(三)简答题

1. 简述精神障碍的心理康复程序。
2. 简述在精神障碍心理康复过程中采用认知行为治疗的原则。
3. 简述家庭心理教育的概念及目的。

四、参考答案

(一)选择题

【A 型题】

1. A 2. D 3. B 4. E 5. B 6. E 7. D

【X 型题】

1. ACE 2. ABCDE 3. ABCDE 4. ABCDE 5. BDE

(二)名词解释

1. 精神障碍:是一类具有诊断意义的精神方面的问题,特征为认知、情绪、行为等方面的改变,可伴有痛苦体验和(或)功能损害。

2. 精神病:特指具有幻觉、妄想以及明显的精神运动性兴奋或抑制等精神病性症状的精神障碍,最典型的精神病是精神分裂症、偏执型精神病、重度躁狂症或抑郁症。

3. 幻觉:这是一种虚幻的知觉,客观上根本不存在任何相应的刺激物,患者却能够感知到它的存在,如听到不存在的声音,看到不可能看到的东西等。

4. 妄想:妄想是指一种不符合事实,患者却坚信不疑,不能以其文化水平或社会背景来解释,无法通过摆事实、讲道理让其放弃的病态信念。

(三)简答题

1. 简述精神障碍的心理康复程序。

答:首先,了解患者的需要(评估):这是问题解决的首要环节。一般通过观察、晤谈、测验、调查等手段,收集有关患者各种需要的信息,即心理康复评估。其次,分析患者的需要(诊断)。第三,提出问题的解决方法(计划):这是决策阶段,根据了解和分析的结果,以主次问题先后排序,明确心理康复目标,设计如何解决问题的心理干预手段。第四,心理康复的实施(措施):这是行动阶段,即贯彻执行计划中的各种方案和心理干预措施。第五,心理康复的效果评价:即检查心理康复效果和计划执行情况。然后,根据评价来提出下阶段的新要求。心理康复虽然可以分解为这样的 5 个步骤,但是它是作为一个整体并动态地进行的。

2. 简述在精神障碍心理康复过程中采用认知行为治疗的原则。

答:认知行为治疗的原则可以总结为:①确认和评估靶症状和靶行为;②检查这些靶症状和靶行为发生的前因后果;③与患者一起形成一个针对靶症状和靶行为的更适合的解释模式;④评估靶症状和靶行为的改变。

3. 简述家庭心理教育的概念及目的。

答:家庭心理教育是一种以患者为中心、由专业人员和家属(包括或不包括患者)共同参与、以传授信息和培养技能为基本内容的社会心理干预。其目的是在专业人员、家属和患者的共同合作下,使精神疾病患者达到最好的预后;同时通过努力为家属提供知识、心理和技能方面的支持,减少他们的痛苦。其主要内容包括帮助家属了解精神疾病知识;学会关心爱护患者;对患者与家属进行用药交代及指导及帮助患者恢复自知力。

(姚贵忠)

第十一章 其他临床状况的心理康复

一、学习要点

1. **掌握** 围手术期、慢性疼痛、器官移植的概念。
2. **熟悉** 围手术期、慢性疼痛、器官移植、烧伤的心理特点和影响因素,以及心理康复方法。
3. **了解** 快速康复外科理念。

二、内容要点

【学习重点】

1. 围手术期心理康复方法。
2. 慢性疼痛心理康复方法。
3. 器官移植心理康复方法。
4. 烧伤后心理康复方法。

【学习难点】

1. 围手术期心理特点及影响因素。
2. 慢性疼痛心理特点及影响因素。
3. 器官移植心理特点及影响因素。
4. 烧伤后心理特点及影响因素。

三、习　　题

(一)选择题

【A 型题】

1. 关于围手术期的定义,以下**错误**的是
   A. 围绕手术的一个全过程
   B. 从决定接受手术治疗开始,到手术治疗直至基本康复
   C. 包含手术前、手术中及手术后的一段时间
   D. 从确定手术治疗时起,直到与这次手术有关的治疗基本结束为止
   E. 以上都不是
2. 文献对各类围手术期患者心理障碍发生率的结果报道不一,主要原因是

A. 调查的样本量不同　　B. 使用的量表不同　　C. 患者群体不同
D. 手术类型不同　　E. 以上都是

3. 以下关于疼痛评估方式说法不正确的是
A. 最常用的疼痛评估方式分别是视觉模拟评分法(VAS)、麦吉尔疼痛问卷(MPQ)、疼痛数字评分法(NRS)、简化多维疼痛量表(MPI-SCI)、简明疼痛量表(BPI)、慢性疼痛分级表(CPGQ)
B. VAS 和 NRS 作为单维度的疼痛评估方法,以其应用的便捷性成为目前临床上最常用于评估疼痛的工具,其中 NRS 更值得推荐
C. MPI 及 BPI 被更多地推荐用于脊髓损伤后疼痛的评估,而 MPQ 和 CPGQ 则在应用的覆盖面上存在一定的限制性
D. 国内有研究者引进和翻译整体疼痛评估量表(global pain scale,GPS),并对其进行效度和信度评价,显示简体中文版整体疼痛评估量表信度和效度不佳
E. UBA 疼痛行为量表通过观察记录疼痛患者一些行为和举止的变化,为临床疼痛评价提供一些较客观的辅助依据

4. 关于器官移植心理障碍的说法,不正确的是
A. 出现在手术前、手术后和出院后 3 个阶段
B. 每个阶段心理障碍的特点和程度差别不大
C. 手术前焦虑评分明显高于术后
D. 出院后,患者处在适应社会的转折期,可能伴有恐惧、愤怒、孤独、悲观、社交障碍等
E. 以上都不是

5. 做好术前准备,降低围手术期患者心理障碍的方法不包括
A. 术前将手术相关情况详细地告知患者及家属
B. 不将手术相关情况告知患者及家属,以免引起紧张
C. 评估受者的身心情况,作出预防性诊断
D. 调动所有可以调动的支持力量,加强与患者的术前交流,提供信息、分散注意力、取得其理解和信任,减轻术前压力
E. 尽量缩短术前准备时间,避免患者在长时间的等待中产生各种不良情绪,影响术后的心理精神状况

6. 器官移植术后患者心理干预的主要方法有
A. 信息支持　　B. 情感支持　　C. 自我管理
D. 放松训练等其他疗法　　E. 以上都是

7. 围手术期术前出现心理障碍的主要原因不正确的是
A. 由于获得器官供体的等待时间具有不确定性
B. 面对高额的治疗及手术费用负担
C. 长期患病,会产生一系列躯体症状
D. 免疫抑制剂的使用
E. 以上都不是

8. 围手术期术后出现心理障碍的主要原因是
A. 需要入 ICU 进行保护性隔离,期间环境陌生且无亲人陪伴
B. 担心出现各种并发症,或者病情恶化以及原发病复发

C. 术后免疫抑制剂的使用
D. 手术费和后续治疗巨额医疗费用
E. 以上都是

9. 围手术期患者出院后出现心理障碍的主要原因是
A. 患者始终摆脱不了患者的身份,即使病情已恢复好转,仍觉得自己有病,导致其在工作、生活各方面谨小慎微,精神高度紧张
B. 担心原发病的复发
C. 术后工作能力明显下降,兴趣和社会交往活动减少
D. 由于长时间的生理和心理困扰,患者大多存在严重的心理痛苦
E. 以上都是

10. 术前健康教育不包括
A. 相关医学知识
B. 手术安全性
C. 特别强调极少发生的手术不良反应
D. 药物、饮食
E. 以上都是

11. 烧伤患者初期心理特点不包括
A. 悲伤
B. 采用否认和回避等原始的防御行为
C. 伤感、担心、负罪感
D. 与单位雇主出现矛盾
E. 以上都是

12. 根据烧伤患者恢复阶段,康复方法分期顺序一般是
A. 改变的观察期,改变的预备期,行动准备期,行动期,维持 - 适应期
B. 改变的预备期,改变的观察期,行动准备期,行动期,维持 - 适应期
C. 改变的观察期,改变的预备期,行动准备期,维持 - 适应期,行动期
D. 行动准备期,行动期,改变的观察期,改变的预备期,维持 - 适应期
E. 以上都不是

13. 关于烧伤患者的康复,说法不妥的是
A. 是一个系统的工程
B. 需要康复理念的细节化、全程化融入
C. 健康教育是一种无形的治疗和低投入、低风险、高效益的保健措施
D. 医护人员的技术是决定烧伤患者心理康复的重要影响因素之一
E. 应对策略是决定烧伤患者心理康复的重要影响因素之一

14. 烧伤患者改变的观察期最佳应对策略不包括
A. 耐心的等待
B. 医护人员态度宜坚决,不宜讲“人情味”
C. 心理治疗师需定期与之接触,帮助建立信任关系
D. 通过不同途径了解患者伤前的兴趣爱好以及社会交往情况
E. 找到与他们沟通的切入点

15. 关于认知疗法作为手术心理的干预手段,以下说法**错误**的是
   A. 要使患者明白,一个人如对手术特别担心,可以引起焦虑反应
   B. 要使患者辨认出,自己的哪些想法和暗示因素引起了紧张和焦虑反应
   C. 要使患者辨认出,自己有哪些想法具有减轻紧张和焦虑的作用
   D. 是通过医务人员与患者交谈形式来进行的
   E. 认知疗法交谈过程有具体的程式,临床医生必须按照程序进行

【X 型题】

1. 慢性疼痛的影响因素主要有
   A. 心理因素　B. 社会因素
   C. 食物、药物因素　D. 呼吸、喷嚏、扭转和压迫等因素
   E. 以上都不是
2. 慢性疼痛心理康复方法包括
   A. 生物学治疗　B. 心理治疗　C. 药物治疗
   D. 色彩治疗　E. 以上都不是
3. 慢性疼痛心理治疗方法包括
   A. 认知行为疗法　B. 支持心理疗法　C. 催眠疗法
   D. 松弛止痛法等其他疗法　E. 以上都不是
4. 烧伤后自我形象紊乱,主要表现为
   A. 不敢看镜中的自我影像,不触摸或尽量减少接触烧伤处的身体部位与皮肤
   B. 觉得自己很美
   C. 沉默、逃避、避免与人交流,甚至是目光注视
   D. 情绪紊乱,愤怒、恐惧、焦虑、抑郁、自卑、甚至绝望等
   E. 以上都不是
5. 烧伤后社会适应性能力下降,主要表现为
   A. 家庭关系欠佳　B. 担心预后
   C. 不愿意讨论将来计划　D. 与单位雇主出现矛盾
   E. 以上都不是

（二）名词解释

1. 围手术期
2. 快速康复外科理念
3. 慢性疼痛
4. 器官移植（organ transplantation）

（三）简答题

1. 你认为引起围手术期抑郁的相关因素有哪些?
2. 你认为引起围手术期焦虑的相关因素有哪些?
3. 围手术期心理康复的主要方法有哪些?
4. 慢性疼痛心理康复的主要方法有哪些?
5. 器官移植心理康复的主要方法有哪些?
6. 烧伤心理康复的主要方法有哪些?

四、参考答案

（一）选择题

【A 型题】

1. E 2. E 3. D 4. B 5. B 6. E 7. D 8. E 9. E 10. C 11. D 12. A 13. D 14. B 15. E

【X 型题】

1. ABCD 2. ABC 3. ABCD 4. ACD 5. ABCD

（二）名词解释

1. **围手术期**：是围绕手术的一个全过程，从患者决定接受手术治疗开始，到手术治疗直至基本康复，包含手术前、手术中及手术后的一段时间，具体是指从确定手术治疗时起，直到与这次手术有关的治疗基本结束为止。

2. **快速康复外科理念**：丹麦外科医生 Kehlet 在 2001 年率先提出快速康复外科理念（fast-track surgery，FTS）。FTS 的主要内容包含：①术前详细的规划、术前患者教育；②术中良好的麻醉、术后有效的止痛及微创的外科技术以减少手术应激、疼痛及不适反应；③术后的康复治疗（术后早下床活动、早期进食、早期拔除引流管等）。

3. **慢性疼痛**：是指“疼痛持续超过急性伤害过程修复的时间，通常认为 3 个月”。主要包括下面 3 种：①有明确的感受伤害的基础，如慢性关节炎；②有相对明确的神经病理学基础，如带状疱疹后神经痛、患肢痛和复杂性局部痛综合征；③特发性疼痛，包括骨骼肌肉痛综合征、非特异性面痛等。诊断时要仔细询问病史以排除癌性疼痛、精神病及其他重大躯体疾病。

4. **器官移植**（organ transplantation）：是指将健康器官移植到另一个个体内，并使之迅速恢复功能的手术。器官移植的目的是代替因致命性疾病而丧失功能的器官，使被移植个体能重新拥有相应器官，并正常工作。

（三）简答题

1. **你认为引起围手术期抑郁的相关因素有哪些？**

答：(1) 围手术期诊断治疗相关的紧张情绪和恐惧；

(2) 手术的不良反应；

(3) 患病前已有的内源性或严重抑郁症；

(4) 不稳定情绪障碍的发展。

临床上以前两种因素最为多见，但很难界定围手术期出现的抑郁是否与此前即已存在的情绪障碍有关。围手术期的抑郁症诊断多依据心理症状，如快感消失、烦躁、无助无望感、自卑、价值观念缺失、自杀和犯罪等来确定。

2. **你认为引起围手术期焦虑的相关因素有哪些？**

答：(1) 等待诊断结论时；

(2) 等待检查结果时；

(3) 等待创伤性临床操作时（诊断性或治疗性操作，如胸腹腔穿刺、骨髓穿刺、腰穿术和锁骨下静脉置管术等）；

(4) 主要治疗之前（如手术、化疗和放疗）；

(5) 医师改变主要治疗措施时（如化疗方案的变更）；术后复发等。

3. 围手术期心理康复的主要方法有哪些?

答:(1) 非药物治疗:①康复宣教;②康复治疗;③心理干预;④放松训练;⑤人文关怀。

(2) 药物治疗。

4. 慢性疼痛心理康复的主要方法有哪些?

答:(1) 生物学治疗。

(2) 心理治疗:认知行为疗法;支持心理疗法;催眠疗法;松弛止痛法等其他疗法。

(3) 药物治疗。

5. 器官移植心理康复的主要方法有哪些?

答:(1) 做好围手术期准备:做好术前准备;术中监护;术后安置与监护。

(2) 用药护理。

(3) 心理干预:信息支持;情感支持;自我管理。

(4) 其他疗法。

(5) 药物治疗。

6. 烧伤心理康复的主要方法有哪些?

答:(1) 改变的观察期:需要耐心的等待,并需要一直保持温和的专业态度和"人情味"。

(2) 改变的预备期:在生活中继续给予关心,使他了解或感受到自己生理功能的改变,从身体功能或自我照顾能力的进步中建立自信。

(3) 行动准备期:讨论行为改变的计划。这个计划是很具体的、可实现的,应从细小的行为开始。

(4) 行动期:在开始一个行动时,医护人员一起陪同,或安排他最信任的照顾者一同完成。鼓励并帮助,同时适时协助患者发展出实用的策略,并使用这些策略处理当前的问题或困难。

(5) 维持 - 适应期:给予正面的回应与引导,协助他们巩固已经学习到的适应技巧,使他们尽量以正面的态度对待问题。

值得注意的是,以上各个阶段并非线性发展,而是一个摆动的过程,因此,责任医护人员需要理解并允许他们的情绪变化,等待他们重复或循环不同的过程。

(何 竞)

第十二章
老年康复者的心理康复

一、学习要点

1. **掌握** 老年康复者的心理康复的几个概念：老年人的定义；老年康复者的心理康复；老年痴呆患者的心理康复。

2. **熟悉** 老年康复者的生理心理特点及影响因素；老年人的心理危机及影响因素。

3. **了解** 老年康复者的临床特点。

二、内容要点

【学习重点】

老年康复者的心理康复；老年痴呆患者的心理康复。

【学习难点】

1. 老年康复者的生理心理特点及影响因素。
2. 老年人的心理危机及影响因素。

三、习　　题

（一）选择题

【A 型题】

1. 关于老年人的判断标准正确的是

A. 55 岁以上的个体　B. 60 岁以上的个体　C. 65 岁以上的个体
D. 70 岁以上的个体　E. 75 岁以上的个体

2. 关于老年人患病的临床特点以下<u>不正确</u>的是

A. 多病共存　B. 起病不典型
C. 病程进展快　D. 易发生并发症或多脏器衰竭
E. 容易致残

3. 老年康复者心理治疗中的认知治疗<u>不包括</u>

A. 保持年轻的心态　B. 学会调控情绪　C. 学点幽默
D. 坚持自己的观念　E. 适时释放不良情绪

4. 老年康复者的心理治疗中的行为治疗包括

A. 否认身体残疾　　B. 身体残疾的适应
C. 改变自己的不合理思考　　D. 坚信自己多年的人生经验
E. 固执己见

5. 老年康复者的临床药物治疗中坚持的原则<u>不包括</u>
A. 老年人药动学不同于年轻人　　B. 老年人发生药物的不良反应率较低
C. 使用最少种类药物的最低有效剂量　　D. 避免多种药物合用
E. 用药前应当向老年患者做适当的说明和解释

6. 老年夫妻关系的调适原则<u>不包括</u>
A. 相互尊重和理解　　B. 相互照顾和关心　　C. 相互协商和公开
D. 坚持自己的观点　　E. 遇到矛盾学会冷处理

【X 型题】

1. 老年夫妻关系的调适原则包括
A. 相互尊重和理解　　B. 相互照顾和关心　　C. 相互协商和公开
D. 坚持自己的观点　　E. 遇到矛盾学会冷处理

2. 老年人需要的社会支持包括
A. 帮助适应社会角色　　B. 加强人际交流
C. 健全社会支持和保障　　D. 给予适当的工作
E. 以上都是

3. 老年痴呆患者的发病原因包括
A. 退行性病变　　B. 脑血管疾病　　C. 遗传因素
D. 乱用药物　　E. 脑外伤

4. 老年痴呆患者的临床表现有
A. 记忆障碍　B. 认知障碍　C. 思维障碍　D. 精神障碍　E. 生活自理能力差

（二）名词解释

1. 老年人
2. 认知治疗
3. 老年期痴呆

（三）简答题

1. 简述老年人的情绪主要表现。
2. 简述老年人患病的临床特点。
3. 老年康复者的心理康复认知治疗是什么？

四、参考答案

（一）选择题

【A 型题】

1. B　2. C　3. D　4. B　5. B　6. D

【X 型题】

1. ABCE　2. ABC　3. ABCE　4. ABCDE

（二）名词解释

1. 老年人:一般将60岁以上的个体称为老年人。

2. 认知治疗:是指通过改变人的认知过程和观念来纠正患者适应不良的行为或情绪的方法。

3. 老年期痴呆:主要是指脑退行性病变和脑血管病变所致的脑病。

（三）简答题

1. 简述老年人的情绪主要表现。

答:老年人的情绪主要表现为:

(1) 情绪体验强烈而持久。

(2) 易产生消极情绪。

(3) 丧失是老年人消极情绪体验的最重要原因。

(4) 与青年人相反,老年人多在清晨情绪最佳。

(5) 老年人的积极情绪仍是主流,多数老年人具有良好的情绪体验。

2. 简述老年人患病的临床特点。

答:老年人患病的临床特点为:

(1) 多病共存。

(2) 起病不典型。

(3) 病程迁延。

(4) 易发生并发症或多脏器衰竭。

(5) 容易致残。

(6) 用药易产生不良反应。

(7) 心理行为反应:①对疾病的估计多比较悲观;②老年人残疾后会加重孤独感和疏离感;③生活方式被打破,常可引起情绪波动。

3. 老年康复者的心理康复认知治疗是什么?

答:(1) 改变自己的不合理思考和自我挫败行为。

(2) 保持年轻的心态。

(3) 学会调控情绪。

(4) 学点幽默。

(5) 适时释放不良情绪。

（张 伟）

第十三章 特殊儿童的心理康复

一、学习要点

1. **掌握** 正常儿童和特殊儿童的心理特征以及影响特殊儿童心理适应的因素；特殊儿童心理问题的特殊治疗方法。

2. **熟悉** 临床常见特殊儿童康复者的心理问题。

3. **了解** 特殊儿童的心理康复措施。

二、内容要点

【学习重点】

1. 正常儿童及特殊儿童的心理特征以及影响特殊儿童心理适应的因素。
2. 临床常见特殊儿童康复者的心理问题。
3. 特殊儿童心理问题的特殊治疗方法。

【学习难点】

1. 临床常见特殊儿童康复者的心理问题。
2. 特殊儿童心理问题的特殊治疗方法。

三、习　题

（一）选择题

【A型题】

1. 儿童视觉发展的关键期为

A. 0~2岁　B. 0~3岁　C. 0~5岁　D. 0~4岁　E. 0~6岁

2. 以下直接指导、调控学龄前儿童的行为，决定着儿童的所作所为的是

A. 智力水平　B. 教育水平　C. 家庭环境　D. 家长性格　E. 儿童情绪

3. 下列属于儿童心理健康的重要标志之一的是

A. 智力发育正常　B. 运动水平正常　C. 视力正常
D. 语言水平正常　E. 听力正常

4. 下列<u>不属于</u>特殊儿童的一般心理特征的是

A. 自卑　B. 孤僻　C. 偏执　D. 多疑　E. 易激惹

5. 下列<u>不属于</u>影响残疾儿童心理适应的因素的是
A. 年龄因素 B. 康复治疗 C. 人格因素 D. 家庭因素 E. 性别因素
6. 以下<u>不属于</u>智力障碍儿童的心理问题的是
A. 不良适应行为 B. 人格偏差 C. 情绪及情感障碍
D. 稳定协调的个性 E. 人际与社会适应不良
7. 下列<u>不会</u>引起儿童运动障碍的疾病是
A. 脑瘫 B. 脑炎 C. 脊髓灰质炎
D. 筛窦炎 E. 先天脊柱畸形
8. 运动障碍儿童的常见心理问题为
A. 过于自信 B. 自我中心 C. 协调的人际关系
D. 热爱生活 E. 稳定的个性
9. 以下<u>不属于</u>脑瘫儿童常见心理问题的是
A. 情绪障碍 B. 认知障碍 C. 行为异常 D. 社交障碍 E. 运动障碍
10. <u>不属于</u>孤独症儿童情绪情感问题的是
A. 焦虑 B. 躯体化障碍 C. 忧郁
D. 恐惧 E. 自我中心

【X型题】

1. 儿童健康心理应具备的心理品质包括
A. 智力发育正常 B. 情绪稳定 C. 能正确认识自己
D. 有良好的人际关系 E. 热爱生活
2. 特殊儿童的一般心理特征包括
A. 自卑 B. 孤僻 C. 多疑 D. 依赖 E. 易激惹
3. 影响特殊儿童心理适应的因素包括
A. 年龄因素 B. 生理因素 C. 人格因素 D. 社会因素 E. 经济因素
4. 运动障碍儿童的心理问题主要表现为
A. 自卑 B. 自我中心 C. 孤独感 D. 交流障碍 E. 焦虑
5. 下列属于孤独症谱系疾病的共同特点的是
A. 语言发育障碍 B. 人格偏差 C. 运动障碍
D. 人际交往障碍 E. 重复刻板行为
6. 适用于年龄较大、认知能力相对完好儿童的心理治疗方法是
A. 行为治疗 B. 感觉统合训练 C. 家庭治疗
D. 集体治疗 E. 认知治疗

（二）名词解释

1. 游戏治疗
2. 箱庭疗法
3. 感觉统合训练

（三）简答题

1. 简述特殊儿童的一般心理特征。
2. 简述特殊儿童心理康复措施。
3. 简述特殊儿童心理治疗的一般治疗方法及特殊治疗方法。

四、参考答案

（一）选择题

【A 型题】

1. D 2. E 3. A 4. C 5. E 6. D 7. D 8. B 9. E 10. B

【X 型题】

1. ABCDE 2. ABCDE 3. ABCD 4. ABCE 5. ADE 6. ACDE

（二）名词解释

1. 游戏治疗：游戏治疗是利用游戏的手段对儿童的心理和行为障碍进行矫正和治疗，是一种利用非言语媒介手段进行心理健康教育的心理学治疗技术。

2. 箱庭疗法：箱庭疗法又称沙盘游戏，主要是使用沙、沙盘及有关人或物的缩微模型来进行心理治疗的一种方法，是一种非语言的心理治疗方法。

3. 感觉统合训练：感觉统合训练的目的在于运用游戏式的运动控制感觉的输入，特别是从前庭系统、肌肉关节及皮肤等刺激的感觉输入，使儿童能统合这些感觉，并同时作出适应性反应，从而改善儿童动作不协调、多动、情绪不稳定等问题，同时还可改善儿童的注意力、记忆力及推理能力等认知能力。

（三）简答题

1. 简述特殊儿童的一般心理特征。

答：特殊儿童的一般心理特征如下：

（1）自卑：生理上的缺陷及功能上的受限，使得残疾儿童在日常生活、学习、社会活动及康复治疗中都会遇到困难。社会的偏见、不公平的待遇及世人异样的眼光，极易使他们产生自卑情绪，严重者更是自暴自弃，不思进取。

（2）孤僻：由于生理缺陷及行动受限，残疾儿童活动的范围非常局限，且在许多场合常常受到歧视，他们不得不经常待在家里，游离于普通儿童之外，无法通过交流使自己的情绪得到及时的宣泄，久而久之便产生了孤独感，甚至行为孤僻，喜欢独处，只爱与同类残疾儿童交往。

（3）多疑：常常表现为对人际活动产生偏见和误解，仅依据感性认识和事物表象作出推断。当周围事物出现时，无论与自己有无联系都会表现疑虑、反感等情绪，并通过面部表情、言语充分流露出来。

（4）依赖：残疾儿童在成长的过程中不可避免地要接受身边亲人或看护者的照顾，有些残疾儿童在家庭受到过多的照顾，养成依赖的习性，其中盲童依赖性最强，即使是一些力所能及的事也不愿做，一味地等、靠、依附于他人，自主自立能力很差。

（5）易激惹：残疾儿童长期受疾病的困扰，生活中又常常遭受失败的经验，情绪不稳定，性情暴躁，在受到不公正的对待或曲解其原意时，极易激动，举止冲动，待人态度生硬，乱发脾气，不听劝告。

2. 简述特殊儿童心理康复措施。

答：特殊儿童的心理康复措施主要包括心理问题的早期干预、心理问题的治疗及心理康复支持体系的建立。

心理问题的早期干预主要是指对患儿及其亲属的心理咨询、心理辅导及健康教育。

心理问题的治疗方法主要有心理咨询及心理辅导、认知及行为治疗、家庭治疗、集体治疗等一般性治疗方法，针对儿童的特殊疗法包括游戏治疗、箱庭疗法、艺术治疗、感觉统合训练等。

特殊儿童心理康复的支持体系主要有家长支持、社会支持及教育支持。

3. 简述特殊儿童心理治疗的一般治疗方法及特殊治疗方法。

答：儿童心理治疗的一般治疗方法如下：

（1）心理咨询及心理辅导。

（2）认知及行为治疗。

（3）家庭治疗。

（4）集体治疗。

儿童心理治疗的特殊方法如下：

（1）游戏治疗。

（2）沙盘游戏。

（3）艺术治疗。

（4）感觉统合训练。

（李冰肖）

第十四章
妇女的心理康复

一、学习要点

1. **掌握** 躯体残缺妇女患者、妇科肿瘤患者心理康复需要注意的几个问题；躯体残缺妇女患者、妇科肿瘤患者的心理康复方法。

2. **熟悉** 躯体残缺妇女患者的心理问题、妇女慢性健康问题。

3. **了解** 妇女心理、生理和社会学特点。

二、内容要点

【学习重点】

躯体残缺妇女患者的心理问题、躯体残缺妇女患者心理康复的有效形式。

【学习难点】

1. 躯体残缺妇女患者心理康复需要注意的几个问题。
2. 妇女慢性健康问题及其康复方法。

三、习　　题

（一）选择题

【A 型题】

1. 对于妇女患者来说，必要和有益的心理健康教育是
   A. 各种宣传板报　B. 专题小讲座　C. 戏剧表演
   D. 故事会　E. 各种形式的心理健康教育
2. 女性的心理特点方面，说法错误的是
   A. 女性的知觉较男性敏锐　B. 女性情感丰富而细腻
   C. 女性对细节的知觉较男性准确　D. 女性具有较大的耐性和良好的直觉
   E. 女性形象思维强于男性
3. 女性残疾人的社会学特点方面，说法错误的是
   A. 女性残疾人文化程度一般比男性低　B. 女性残疾人未婚率较男性高
   C. 女性残疾人就业率较男性低　D. 女性残疾人丧偶率较男性高
   E. 女性残疾人被施暴率较男性高

4. 妇女患者的心理问题方面，说法**错误**的是
A. 孤独感强烈　B. 自卑感强烈　C. 性格孤僻、倔强
D. 负面情绪多　E. 不容易出现性感缺失
5. 妇女慢性健康问题方面，说法**错误**的是
A. 乳腺癌是严重威胁女性健康的恶性肿瘤
B. 乳腺癌患者手术后可能导致配偶、亲子关系的变化
C. 乳腺癌患者手术后乳房缺失容易引起自尊心受损、自卑
D. 子宫肌瘤患者手术后则不容易引起自尊心受损、自卑
E. 宫颈癌患者手术后容易出现性功能障碍、自尊心降低
6. 躯体残缺妇女患者心理康复需注意的问题中，说法**错误**的是
A. 提高生活质量是心理康复的重要目的之一
B. 婚姻、家庭和社会交往影响残疾妇女的生活质量
C. 对于躯体残缺妇女患者，不必要安排户外活动
D. 性欲是躯体残缺妇女患者生活中的重要部分
E. 残疾妇女的心理康复需要专业的心理康复
7. 妇科肿瘤患者的心理康复时机是
A. 越早越不好　B. 越早越好　C. 手术前干预即可
D. 手术后再干预　E. 不手术的不需要干预
8. 针对妇女患者开展心理康复的有效形式，对喜欢交往、渴望分享的女性效果更为显著的是
A. 心理健康教育　B. 心理危机干预　C. 团体心理辅导
D. 个别心理辅导　E. 工作疗法
9. 针对妇女患者开展的工疗站的工作疗法的种类**不包括**
A. 书法、剪纸　B. 制作玩具、各种小手工　C. 锄草、养花
D. 打扫卫生　E. 在家做饭做菜
10. 妇女心理健康教育的内容中，说法**错误**的是
A. 不需要讲解生理健康知识　B. 需要讲解心理健康知识
C. 需要讲解认知性应对策略　D. 需要讲解人际关系建立策略
E. 需要讲解情感性应对策略
11. 根据 2006 年第二次全国残疾人抽样调查发布的主要数据推算，全国各类残疾人中女性占比例为
A. 48.45%　B. 38.45%　C. 58.45%　D. 28.45%　E. 45.45%
12. 躯体残缺妇女患者心理康复的最好方法是
A. 心理健康教育　B. 认知疗法　C. 团体心理干预
D. 催眠疗法　E. 脱敏疗法
13. 与康复医学关系比较密切的妇女慢性健康问题主要是
A. 妇科疾病接受手术后的一系列问题　B. 不孕症问题
C. 美容问题　D. 血压问题
E. 体重问题
14. 躯体残缺妇女患者较常见的性格特点是
A. 孤僻　B. 胆怯　C. 敏感、多疑　D. 自卑、固执　E. 以上都是

【X型题】

1. 女性的心理活动有许多方面与男性不同,包括
   A. 对细节的知觉不如男性准确
   B. 机械记忆、形象思维强于男性
   C. 较男性更容易接受暗示
   D. 较男性对自己的体貌体型在意和敏感
   E. 以上都是
2. 弱势妇女群体通常是指处于贫困和什么的妇女群体
   A. 失业 B. 病残 C. 年老 D. 体弱状态 E. 职业妇女
3. 躯体残缺妇女患者常见的心理问题有
   A. 孤独感 B. 强烈的自卑感 C. 负面情绪多
   D. 性格多疑固执 E. 坚强
4. 躯体残缺妇女患者在心理康复中需要关注的问题有
   A. 生活质量 B. 身体活动 C. 性生活 D. 收入 E. 身高
5. 弱势妇女群体的主要特征表现为
   A. 经济收入少 B. 生活质量低 C. 承受力脆弱
   D. 竞争力较差 E. 自卑

（二）名词解释

1. 弱势妇女群体
2. 性受虐癖
3. 精神虐待

（三）简答题

1. 目前,针对躯体残缺妇女患者开展心理康复的有效形式有哪些?
2. 针对躯体残缺妇女患者开展的团体心理干预的具体操作过程如何?
3. 为什么团体心理治疗特别适合妇科肿瘤癌患者的心理康复?

四、参考答案

（一）选择题

【A型题】

1. E 2. C 3. B 4. E 5. D 6. C 7. B 8. C 9. E 10. A 11. A 12. C 13. A 14. E

【X型题】

1. ABCD 2. ABCD 3. ABCD 4. ABC 5. ABCDE

（二）名词解释

1. 弱势妇女群体:通常是指处于贫困、失业、病残、年老、体弱状态的妇女群体。

2. 性受虐癖:是反复多次以被羞辱、被捆绑、被殴打或其他受苦方式来激起性幻想、性迫切愿望或行为。

3. 精神虐待:包含威胁、恐吓、诬蔑、拒绝、忽略、言语攻击。

(三)简答题

1. 目前,针对躯体残缺妇女患者开展心理康复的有效形式有哪些?

答:有效形式包括:心理健康教育;及时的心理危机干预;团体心理干预;个体(包括家庭)心理辅导;充分运用工疗站的工作疗法。

2. 针对躯体残缺妇女患者开展的团体心理干预的具体操作过程如何?

答:具体操作:将身体情况、家庭状况相近的躯体残缺妇女患者组成小组,让她们相互之间畅谈自己耳闻目睹的事物和内心感受,以及对躯体残缺的看法、生活训练的经验等,可邀请一些对躯体残缺有全面认识、心理状态良好的妇女患者作为小组的核心发言者,这对新成员可起到榜样作用。通过交流,可加深成员对躯体残缺的理解,并找到一种心理平衡感。在进行该疗法时,要预先设定好讨论的内容,并在心理医师指导下进行。

3. 为什么团体心理治疗特别适合妇科肿瘤癌患者的心理康复?

答:在我国目前心理治疗机构还不完善、心理工作人员匮乏的情况下,团体心理治疗是一种高效易行的办法。一方面,我国儒家文化的群体意识及国人的从众心理为团体心理干预实施奠定了良好的基础;另一方面,女性喜欢群体活动、喜爱表演、需要倾诉和聆听的心理特点,使团体心理干预易于推广实施。肿瘤团体心理干预提倡多感官途径、多种技术方法综合应用,常用的方法有:认知疗法,包括教育、认知重建、言语重构、角色转换、向下比较;行为治疗,包括松弛训练、系统脱敏、正强化、示范法等;另还有支持治疗、理性情绪疗法、心理剧、角色扮演等。

(唐峥华)